醫道傳承叢書

干祖望 名譽總主編
王心遠 總主編

第一輯
醫道門徑

醫學三字經

【清】陳修園 著
趙艷 韓鋒 莊乾竹 點校

學苑出版社

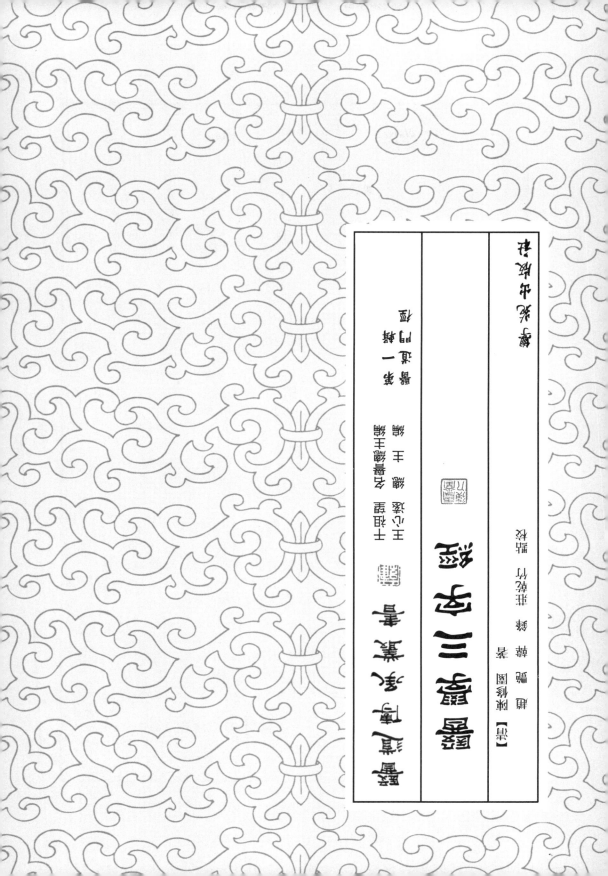

圖書在版編目 (CIP) 數據

醫學三字經 /（清）陳修園著；趙艷，韓鋒，莊乾竹點校. —北京：學苑出版社，2013.1（2018.4 重印）
ISBN 978-7-5077-4226-8

Ⅰ. ①醫…　Ⅱ. ①陳…②趙…③韓…④莊…　Ⅲ. ①中醫學-臨床醫學-普及讀物　Ⅳ. ① R24-49

中國版本圖書館 CIP 數據核字 (2013) 第 007894 號

校　　訂：李千果
責任編輯：付國英
出版發行：學苑出版社
社　　址：北京市豐臺區南方莊 2 號院 1 號樓
郵政編碼：100079
网　　址：www.book001.com
電子信箱：xueyuanpress@163.com
銷售電話：010-67601101（銷售部）、67603091（總編室）
經　　銷：新華書店
印 刷 廠：保定市彩虹藝雅印刷有限公司
开本尺寸：787 × 1092　1/16
印　　張：16.125
字　　數：94 千字
印　　數：10001—12000 册
版　　次：2013 年 9 月第 1 版
印　　次：2018 年 4 月第 6 次印刷
定　　價：58.00 圓

醫道傳承叢書

《醫道傳承叢書》專家顧問委員會（按姓氏筆畫排序）

《醫道傳承叢書》編輯委員會

第一輯《醫道門徑》

《醫道傳承叢書》序

醫之道奚起乎？造物以正氣生人，而不能無夭劄疫癘之患，故復假諸物性之相輔相制者，以爲補救；而寄權於醫，夭可使壽，弱可使強，病可使痊，困可使起，醫實代天生人，參其功而平其憾者也。

夫醫教者，源自伏羲，流於神農，注於黄帝，行於萬世，合於無窮，本乎大道，法乎自然之理。孔安國序《書》曰：伏羲、神農、黄帝之書，謂之三墳，言大道也。前聖有作，後必有繼而述之者，則其教乃得著於世矣。惟張仲景先師，上承農、軒之理，又廣《湯液》爲《傷寒卒病論》十數卷，然後醫方大備，率皆倡明正學，以垂醫統。茲先聖後聖，若合符節。仲師，醫中之聖人也。理不本於《内經》，法未熟乎仲景，縱有偶中，亦非不易矩矱。儒者不能捨至聖之書而求道，醫者豈能外仲師之書以治療。間色亂正，靡音忘倦。醫書充棟汗牛，可以博覽之，以廣見識，知其所長，擇而從之。

醫，大道也！農皇肇起，軒岐繼作，醫聖垂範，薪火不絕。懷志悲憫，不揣鄙陋，集爲是編，百衲成文，聖賢遺訓，吾志在焉！凡人知見，終不能免，途窮思返，斬絕意識，直截皈禪，通身汗下，險矣！險矣！尚敢言哉？

《醫道傳承叢書》編委會

《醫道傳承叢書》前言

《醫道傳承叢書》是學習中醫的教程。中醫學有自身的醫學道統、醫宗心要，數千年授受不絕，有一定的學習方法和次第。初學者若無良師指點，則如盲人摸象，學海無舟。編者遵師所教，總結數代老師心傳，根據前輩提煉出的必讀書目，請教中醫文獻老前輩，選擇最佳版本，聘請專人精心校讎，依學習步驟，次第成輯。叢書以學習傳統中醫的啟蒙讀本爲開端，繼之以必學經典、各家臨證要籍，最終歸於《易經》，引導讀者進入『醫易大道』的高深境界。

叢書編校過程中，得到中醫界老前輩的全面指導。長期以來，編者通過各種方式求教於他們，師徒授受、臨證帶教、授課講座、耳提面命、電話指導。他們對本叢書的編輯、刊印給予了悉心指導，提出了寶貴的修改意見。三十餘位老先生一致認同：『成爲真正的、確有資格的中醫，一定要學好中國傳統文化！首先做人，再言學醫。應以啟蒙讀本如脈訣、藥性、湯頭爲開端，基本功要紮實；經典是根基，繼之以必學的中醫四大經典；各家臨證要籍、醫案等開拓眼界，充實、完善自己師承的醫學理論體系。趁著年輕，基礎醫書、經典醫書背熟了，終生受益！』『始終不可脫離臨床，早臨證、多臨證、勤臨證、反復臨證，不斷總結。中醫的生命力在臨床。』幾位老中醫強調：行有餘力，可深入研讀《易經》、《道德經》等。

百歲高齡的國醫大師干祖望老師談到：要成爲合格的中醫接班人，需具備『三萬』：『讀萬卷書，行萬里路，肉萬人骨。』並且諄諄告誡中醫學子：『首先必讀陳修園的《醫學三字經》。這本一定要讀！一定讀，非讀不可！對！熟記這一本，基礎紮實了，再讀《內經》、《本草》、《傷寒》，可以重點做讀書筆記。經典讀熟了，要讀「溫病」的書，我臨床上使用「溫病」的方子療效更好。』作爲《醫道傳承叢書》名譽總主編，他的理念思路代表了老一代的傳統學醫路徑。

國醫大師鄧鐵濤老先生强調了中醫的繼承就是對中華優秀傳統文化的繼承，中醫學是根植于中華文化、不同於西方現代醫學，臨床上確有療效，獨立自成體系的醫學。仁心仁術，溫故知新，繼承不離本，創新不離宗。

老先生們指出：『夫生者，天地之大德也；醫者，贊天地之生者也。』（《類經圖翼·序》）中醫生生之道的本質就是循生生之理，用生生之術，助生生之氣，達生生之境。還指出：中醫學術博大精深，是爲民造福的寶庫。學好中醫一要有悟性，二要有仁心，三要具備傳統文化的功底。只有深入中醫經典，用中醫自身理論指導臨床，才會有好的中醫療效。只有牢固立足中醫傳統，按照中醫學術自身規律發展，中醫才會有蓬勃的生命力。否則，就會名存實亡。

在此，叢書編委會全體成員向諸位老前輩表示誠摯的謝意。

本叢書在編輯、聘請顧問過程中得到北京中醫藥大學圖書館古籍室邱浩老師鼎力支持、大力協助，在此特致鳴謝！感謝書法家羅衛國先生爲本叢書題簽（先生系國學大師羅振玉曾孫，愛新覺羅·溥儀外孫，大連市文化促進會副會長，大連墨緣堂文化藝術中心負責人）。

古人廣藏書、精校書是爲了苦讀書、得真道。讀醫書的最終目的，在於領悟古人醫學神韻，將之施用於臨床，提高療效，造福蒼生。人命關天，醫書尤其要求文字準確。本套叢書選擇善本精校，豎版、繁體字排印，力求獻給讀者原典範本，圍繞臨證實踐，展示傳統中醫學教程的原貌，以求次第引導學習者迅速趣入中醫學正途。學習中醫者手此一編，必能登堂入室，一探玄奥；已通醫術的朋友，亦可置諸案頭，溫故知新，自然終生受益。限於條件，内容有待逐漸豐富，疏漏之处，歡迎大家批評指正。

學習方法和各輯簡介

良師益友，多方請益。勤求古訓，博采衆方。慎思明辨，取法乎上。學而時習，學以致用。大慈惻隱，濟世救人。（道生堂學規）。

古人學醫的基本形式爲半日侍診，半日讀書。行醫後還要堅持白天臨証，晚間讀書，終生學習。《朱子讀書法》説：『於中撮其樞要，厘爲六條：

曰循序漸進，曰熟讀精思，曰虛心涵泳，曰切己體察，曰著緊用力，曰居敬持志。……大抵觀書，先須熟讀，使其言皆若出於吾之口。繼以精思，使其意皆若出於吾之心。然後可以有得爾。』讀書先要誦讀，最好大聲地念，抑揚頓挫地念，能夠吟誦更好。做到眼到、口到、心到，和古人進入心息相通的境界，方可謂讀書入門。叢書大部分採用白文本，不帶註釋，更有利於初學者誦讀原文；特別是四大經典，初學者不宜先看註釋，以防先入爲主。書讀百遍，其義自見。在成誦甚至背熟後，文意不明，才可參看各家註釋，或請教師長。

在讀書教程方面，一般分三個學習階段，即基礎課程、經典課程、臨證各家。

第一輯：醫道門徑

本輯對應基礎課程，初學者若不從基礎入手，則難明古經奧旨。

《醫學三字經》是清代以來公認的醫學正統入門書，其內容深入淺出，純正精粹。

《瀕湖脈學》是傳統脈訣代表，脈學心法完備、扼要。

《藥性賦·藥性歌括》，其中《藥性賦》是傳統本草概說，兼取《藥性歌括》，更適於臨證應用。

《醫方集解》之外，又補充了《長沙方歌括》、《金匱方歌括》、《時方歌括》，歌訣便於背誦記憶。經方法度森嚴，劑量及煎服法都很重要！包含了經方劑量、煎服法的歌括，初學者要注意掌握。

第二輯：醫道準繩

本輯對應經典課程。《黄帝内經》（包括《素問》、《靈樞》）、《神農本草經》、《傷寒論》、《金匱要略》、《難經》，爲中醫必學經典，乃醫道之根本、萬古不易之準繩。

醫道淵深，玄遠難明，故本輯特編附翼：《太素》《甲乙經》《難經集注》《脈經》等，詳爲校注，供進一步研習中醫四大經典之用。

第三輯：醫道圓機

本輯首選清代葉、薛、吴、王溫病四大家著作，以爲圓機活法之代表，尤切當今實用。歷代各家著作，日後將擇期陸續刊印。明末清初大醫尊經崇原，遂有清代溫病學説興起。各家學説、臨證各科均爲經典的靈活運用，在學習了經典之後，才能融會貫通，悟出圓機活法。

第四輯：醫道溯源

本輯對應醫道根源、醫家修身課程。

《易經》乃中華文化之淵藪，『醫易相通，理無二致，可以醫而不知易乎？』（《類經附翼》）

《黃帝內經》夙尚『恬淡虛無，真氣從之；精神內守，病安從來』之旨；《道德經》一本『道法自然』、『清靜爲天下正』之宗，宗旨一貫，爲學醫者修身之書。

《漢書·五行志》：『《易》曰：「天垂象，見吉凶，聖人象之；河出圖，雒出書，聖人則之。」劉歆以爲虙羲氏繼天而王，受《河圖》，則而畫之，八卦是也；禹治洪水，賜《雒書》，法而陳之，《洪範》是也。』《尚書·洪範》爲『五行』理論之源頭。

隋代蕭吉《五行大義》集隋以前『五行』理論之大成，是研究『五行』理論必讀之書。

繁體字的意義

傳承醫道的中醫原典，採用繁體字則接近古貌，故更爲準確。

以《黄帝内經·靈樞·九針十二原》爲例：

繁體字版：『知機之道者，不可掛以髮；不知機道，叩之不發。』

簡體字版：『知机之道者，不可挂以发；不知机道，叩之不发。』

《靈樞經》在這裏談到用針守機之重要。邪正之氣各有盛衰之時，其來不可迎，其往不可及。宜補宜瀉，須靜守空中之微，待其良機。當刺之時，如發弩機之速，不可差之毫髮，於邪正往來之際而補瀉之；稍差毫髮則其機頓失。粗工不知機道，敲經按穴，發針失時，補瀉失宜，則血氣盡傷而邪氣不除。簡體字把『髮』、『發』統寫爲『发』字，給理解經文造成了障礙。

繁體字版：『方刺之時，必在懸陽，及與兩衛，神屬勿去，知病存亾。』

簡體字版：『方刺之时，必在悬阳，及与两卫，神属勿去，知病存亡。』

『衛』，《甲乙經·卷五第四》《太素·卷二十一》均作『衡』。『陽』『衡』『亾』皆在段玉裁《六書音韻表》古韻第十部陽韻；作『衛』則於韻不協。『衡』作『眉毛』解，《靈樞·论勇第五十》曰：『勇士者，目深以固，長衡直揚。』『兩衡』即『兩眉』，經文的意思是：『准備針刺之時，一定要仔細觀察患者的鼻子與眉毛附近的神彩；全神貫注不離開，由此可以知道疾病的傳變、愈否。』於醫理爲通；『衡』又作『眉上』解，《戰國策·中山策》鮑彪注：『衡，眉上。』『兩衡』指『兩眉之上』，於醫理亦通。作『兩衡』則於上下文句醫理難明。故『衡』乃『衡』形近鈔誤之字，若刊印爲簡化字『卫』，則難以知曉其當初爲『衡』形近致誤。

《醫道傳承叢書》編委會　壬辰正月

點校說明

《醫學三字經》是清代名醫陳念祖所著，陳念祖，號慎修，字修園，福建省長樂縣江田溪循村人，生於乾隆十八年，卒于道光三年。陳修園自幼一邊攻讀儒經，一邊學醫，曾拜泉州名醫蔡茗莊爲師學醫。乾隆五十七年中舉，曾任直隸省廣平府威縣知縣，後再任正定府靈壽縣知縣，並曾代理正定府知府，陈氏在任上自選有效方劑救治水災後罹患疫病的百姓。嘉慶二十四年以病告歸，在長樂嵩山井山草堂講學，培養醫學生，一時學醫弟子極多。陳修園一生著作頗豐，多爲開蒙普及讀物，有《傷寒論淺註》《傷寒醫訣串解》《傷寒真方歌括》《長沙方歌括》《金匱要略淺註》《金匱方歌括》《靈素節要淺註》《醫學實在易》《醫學三字經》《神農本草經讀》《醫學從衆録》《十藥神書註解》《時方妙用》《時方歌括》《景岳新方砭》《女科要旨》等。

《醫學三字經》全書共四卷，卷一、卷二仿效《三字經》的體裁以三字一句的韻語概述醫學源流、中醫基礎理論和臨床各科常見病；卷三、卷四詳論該書中所列各種病症的方藥，並在書末簡明扼要地論述了陰陽、藏府、四診等中醫基礎知識。該書是清代著名醫家陳念祖畢生臨床經驗的高度總結，所列病證從病因病機、辨證治則到有效方藥，完備而實用。以三言韻語的體裁介紹了醫學源流及各種常見病的病因病機、辨證治則、有效方藥，言簡意賅，朗朗上口，完備而實用，是初學中醫的良好入門讀本。該書析源探流，將深奥的中醫基礎理論集約于不多的篇幅之中，而又以時俗淺近之語道出，爲初學者掌握中醫基礎理論、中醫診斷學知識鋪路搭橋。其所載病證和治方使後學者于臨證時有理可據，有法可依，有方可用。

本書古今流傳較廣，主要版本有清嘉慶九年南雅堂刻本、清同治九年明德善堂刻本、清光緒十三年務本堂刻本等多種清刻本。本次整理以清嘉慶九年南雅堂刻本爲底本，以清光緒三十四年寶慶經元書局校刻本爲主校本，並參考其他相關書籍進行點校。

點校者　二〇一〇年四月

目錄

醫學三字經卷三　一一九

醫學三字經附錄

醫學三字經小引

童子入學，塾師先授以《三字經》，欲其便誦也，識途也。學醫之始，未定先授何書，如大海茫茫，錯認半字羅經，便入牛鬼蛇神之域，余所以有三字經之刻也。前曾託名葉天士，取時俗所推崇者以投時好，然書中之奧旨，悉本聖經，經明而專家之伎可廢。謝退谷於註韓書室得繕本，惠書千餘言，屬歸本名，幸有同志。今付梓而從其說，而仍名經而不以爲僭者，採集經文，還之先聖，海內諸君子，可因此一字而共知所遵，且可因此一字而不病余之作。

嘉慶九年歲次甲子人日陳念祖自題於南雅堂

醫學三字經凡例

是書前曾託名葉天士，今特收回。

是書論證治法，悉遵古訓，絕無臆說浮談。以時法列於前，仲師法列於後，由淺入深之意也。

坊刻《萬病回春》《嵩厓尊生》《古今醫統》《東醫寶鑒》等書，所列病證，不可謂不詳。而臨時查對，絕少符合，即有合處，亦不應驗，蓋以逐末而忘本也。試觀《內經》《難經》《傷寒論》《金匱要略》，每證只寥寥數語，何所不包，可知立言貴得其要也。此書如怔忡、頭痛、歷節諸證，非遺之也，怔忡求之虛癆；頭痛，有邪求之傷寒，無邪求之眩暈；虛癆歷節，尋其屬風、屬濕、屬虛而治之，所以寓活法也。

學醫始，基在於入門。入門正則始終皆正，入門錯則始終皆錯。是書闡明聖法，爲入門之準，不在詳備。若得其秘訣，未嘗不詳備也。有證見於此而治詳於彼者，有論此證而彼證合而並論者，有論彼證絕未明言此證而即爲此證之金針者。實無他訣，惟其熟而已。熟則生巧，自有左右逢源之妙。

論中所列諸方，第三卷、第四卷俱載弗遺，惟《傷寒論》《金匱要略》方非熟讀原文不能領會，此書偶有闕而未載者，欲人於原文中尋其妙義。闕之即所以引之也，閱者鑒予之苦心焉。

方後附論，或採前言，或錄一得，視諸書較見簡括，閱者自知。

醫學三字經卷一

閩　吳航陳念祖修園　著
男　元豹道彪古愚
　　元犀道照靈石　同校

醫學源流第一

醫之始　本岐黃

黃，黃帝也。岐，岐伯也。君臣問答，以明經絡藏府運氣治療之原，所以爲醫之祖。雖《神農本經》在黃帝之前，而神明用藥之理仍始於《內經》也。

《靈樞》作　《素問》詳

《靈樞》九卷，《素問》九卷，通謂之《內經》。《漢書藝文誌》載《黃帝內經》十八篇是也。醫門此書即業儒之五經也。

《難經》出　更洋洋

洋洋，盛大也。《難經》八十一章，多闡發《內經》之旨，以補《內經》所未言。即間有與《內經》不合者，其時去古未遠，別有考據也。秦越人，號扁鵲，戰國人也，著《難經》。

越漢季　有南陽

張機，字仲景，居南陽，官長沙，漢人也。著《傷寒雜病論》《金匱玉函經》。

六經辨　聖道彰

《內經》詳於針灸，至伊尹有湯液治病之法，扁鵲、倉公因之。仲師出而雜病傷寒專以方藥爲治，其方俱原本於神農、黃帝相傳之經方而集其大成。

《傷寒》著 《金匱》藏

王肯堂謂《傷寒論》義理如神龍出沒，首尾相顧，鱗甲森然；《金匱玉函》示寶貴秘藏之意也。其方非南陽所自造，乃上古聖人相傳之方，所謂經方是也。其藥悉本於《神農本經》。非此方不能治此病，非此藥不能成此方，所投必效如桴鼓之相應。

垂方法 立津梁

仲師，醫中之聖人也。儒者不能捨至聖之書而求道，醫者豈能外仲師之書以治療？

李唐後 有《千金》

唐孫思邈，華原人，隱居太白山，著《千金方》《千金翼方》各三十卷。宋仁宗命高保衡、林億校正，後列禁經二卷，今本分爲九十三卷，較《金匱》

雖有浮泛偏雜之處，而用意之奇、用藥之巧亦自成一家。

《外臺》繼　重醫林

唐王燾著《外臺秘要》四十卷，分一千一百四門，論宗巢氏，方多秘傳，爲醫門之類書。

後作者　漸浸淫

等而下之，不足觀也已。

紅紫色　鄭衛音

間色亂正，靡音忘倦。

迨東垣　重脾胃

金李杲，字明之，號東垣老人，生於世宗大定二十年，金亡入元，十七年乃終，年七十二，舊本亦題元人，作《脾胃論》《辨惑論》《蘭室秘藏》，後人附以諸家合刻，有《東垣十書》傳世。

溫燥行　升清氣

如補中益氣及升陽散火之法，如蒼朮、白朮、羌活、獨活、木香、陳皮、葛根之類，最喜用之。

雖未醇　亦足貴

人謂東垣用藥如韓信將兵，多多益善，然駁雜之處不可不知。惟以脾胃爲重，故亦可取。

若河間　專主火

金劉完素，字守真，河間人，事跡俱詳《金史方技傳》。主火之説，始自河間。

遵之經　斷自我

《原病式》十九條，俱本《内經至真要大論》，多以火立論，而不能參透經旨。如火之平氣曰升明，火之太過曰赫曦，火之不及曰伏明，其虛實之辨，若冰炭之反也。

一二方　奇而妥

如六一散、防風通聖散之類，皆奇而不離於正也。

丹溪出　罕與儔

元朱震亨，字彥修，號丹溪，金華人。其立方視諸家頗高一格。

陰宜補　陽勿浮

《丹溪心法》以補陰爲主，謂陽常有餘，陰常不足。諸家俱辨其非，以人得天地之氣以生，有生之氣即是陽氣，精血皆其化生也。

雜病法　四字求

謂氣、血、痰、鬱是也，一切雜病只以此四字求之。氣用四君子湯，血用四物湯，痰用二陳湯，鬱用越鞠丸，參差互用，各盡其妙。

若子和　主攻破

張子和戴人書中，所主多大黄、芒硝、牽牛、芫花、大戟、甘遂之類，意在驅邪，邪去則正安，不可畏攻而養病。

中病良　勿太過

子和之法，實證自不可廢，然亦宜中病而即止，若太過則元氣隨邪氣而俱散，挽無及矣。

四大家　聲名噪

劉河間、張子和、李東垣、朱丹溪爲金元四大家，《張氏醫通》之考核不誤。

必讀書　錯名號

李士材《醫宗必讀四大家論》，以張爲張仲景，誤也。仲景爲醫中之聖，三子豈可與之並論。

明以後　須酌量

言醫書充棟汗牛，可以博覽之，以廣見識，非謂諸家所著皆善本也。

詳而備　王肯堂

金壇王宇泰，諱肯堂。著《證治準繩》，雖無所採擇，亦醫林之備考也。

薛氏按　說騎牆

明薛己，號立齋，吳縣人。著《薛氏醫按》十六種，大抵以四君子、六君子、逍遙散、歸脾湯、六八味丸主治，語多騎牆。

士材說　守其常

李中梓，號士材，國朝人也。著《醫宗必讀》《士材三書》。雖曰淺率，卻是守常，初學者所不廢也。

景岳出　著新方

明張介賓，字會卿，號景岳，山陰人。著《類經》《質疑録》，全書所用之方，不外新方八陣，其實不足以名方。古聖人明造化之機，探陰陽之本，製出一方，非可以思議及者。若僅以熟地補陰、人參補陽、薑附祛寒、芩連除熱，隨拈幾味，皆可名方，何必定爲某方乎？

石頑續　温補鄉

張璐，字路玉，號石頑，國朝人。著《醫通》，立論多本景岳，以温補爲主。

獻可論　合二張

明寧波趙獻可，號養葵。著《醫貫》，大旨重於命門，與張石頑、張景岳之法相同。

診脈法　瀕湖昂

明李時珍，字東璧，號瀕湖。著《本草綱目》五十二卷，雜收諸說，反亂《神農本經》之旨。卷末刻《脈學》頗佳，今醫多宗之。

數子者　各一長

知其所長，擇而從之。

揆諸古　亦荒唐

理不本於《內經》，法未熟乎仲景，縱有偶中，亦非不易矩矱。

長沙室　尚彷徨

數子雖曰私淑長沙，陞堂有人，而入室者少矣！

惟韻伯　能憲章

慈溪柯琴，字韻伯，國朝人。著《傷寒論註》《論翼》，大有功於仲景，而《內經》之旨，賴之以彰。

徐尤著　本喻昌

徐彬，號忠可；尤怡，號在涇。二公《金匱》之註，俱本喻嘉言。考嘉言名昌，江西南昌人。崇禎中以選舉入都，卒無所就，遂專務於醫，著《尚論篇》，主張太過，而《醫門法律》頗能闡發《金匱》之秘旨。

大作者　推錢塘

張志聰，號隱庵；高世栻，號士宗。俱浙江錢塘人也。國朝康熙間，二公同時學醫，與時不合，遂閉門著書，以爲傳道之計。所註《內經》《本草經》《傷寒論》《金匱》等書，各出手眼，以發前人所未發，爲漢後第一書。今醫畏其難，而不敢談及。

取法上　得慈航

取法乎上，僅得其中。切不可以《醫方集解》《本草備要》《醫宗必讀》《萬病回春》《本草綱目》《東醫寶鑒》《馮氏錦囊》《景岳全書》《薛氏醫按》等書爲捷徑也。今之醫輩於此書並未寓目，止取數十種庸陋之方，冀圖幸中，更不足論也。

中風第二

人百病　首中風

《內經》云：風爲百病之長也。昔醫云：中藏多滯九竅，有唇緩、失音、耳聾、目瞀、鼻塞、便難之症；中府多著四肢；中經則口眼喎斜；中血脈則半身不遂。

驟然得　八方通

中風病驟然昏倒，不省人事，或痰湧、掣搐、偏枯等症。八方者，謂東、西、南、北、東北、西北、東南、西南也。

閉與脫　大不同

風善行而數變，其所以變者，亦因人之藏府寒熱爲轉移。其人藏府素有鬱熱，則風乘火勢，火借風威，而風爲熱風矣；其人藏府本屬虛寒，則風水相遭，寒冰徹骨，而風爲寒風矣。熱風多見閉症，宜疏通爲先；寒風多見脫症，宜溫補爲急。

開邪閉　續命雄

小續命湯，風症之雄師也，依六經見症加減治之，專主驅邪。閉者宜開，或開其表，如續命湯是也；或開其裏，如三化湯是也；或開其壅滯之痰，如稀涎散、滌痰湯是也。

固氣脫　參附功

脫者宜固，參附湯固守腎氣，朮附湯固守脾氣，芪附湯固守衛氣，歸附湯固守營氣。先固其氣，次治其風。若三生飲一兩加人參一兩，則爲標本並治之法。正虛邪盛，必遵此法。

顧其名　思其義

名之曰風，明言八方之風也。名之曰中，明言風自外入也。後人議論穿鑿，俱不可從。

若捨風　非其治

既名中風，則不可捨風而別治也。

火氣痰　三子備

劉河間舉五志過極，動火而卒中，皆因熱甚，故主乎火；大法用防風通聖散之類，亦有引火歸源，如地黄飲子之類。李東垣以元氣不足而邪湊之，令人卒倒如風狀，故主乎氣虚；大法補中益氣湯加減。朱丹溪以東南氣溫多濕，有病風者，非風也，由濕生痰，痰生熱，熱生風，故主乎濕；大法以二陳湯加蒼朮、白朮、竹瀝、薑汁之類。

不爲中　名爲類

中者，自外而入於内也。此三者，既非外來之風，則不可仍名爲中，時賢名爲類中風。

合而言　小家伎

虞天民云：古人論中風，言其證也；三子論中風，言其因也。蓋因氣、因濕、因火，挾風而作，何嘗有真中、類中之分。

瘖喎斜　昏仆地

瘖者，不能言也；喎斜者，口眼不正也；昏仆地者，不省人事，猝倒於地也。口開、目合，或上視、撒手、遺尿、鼾睡、汗出如油者，不治。

急救先　柔潤次

柔潤熄風，爲治中風之秘法，喻嘉言加味六君子湯、資壽解語湯甚妙。

填竅方　宗《金匱》

《内經》云：邪害空竅。《金匱》中有侯氏黑散、風引湯，驅風之中，兼填空竅。空竅滿則内而舊邪不能容，外而新風不復入矣。喻嘉言曰：仲景取藥積腹中不下，填竅以熄風。後人不知此義，每欲開竅以出其風。究竟竅空而風愈熾，長此安窮哉？三化湯、愈風湯、大秦艽湯皆出《機要方》

中，云是通真子所譔，不知其姓名。然則無名下士，煽亂後人見聞，非所謂一盲引眾盲耶？

虛癆第三

虛癆病　從何起

咳嗽、吐血、五心煩熱、目花、耳鳴、口爛、鼻乾、氣急、食不知味、羸瘦、驚悸、夢遺、往來寒熱、怠惰、嗜臥、疲倦、骨蒸、不寐、女子不月等症，皆成癆病。

七情傷　上損是

扁鵲謂損其陽自上而下，一損肺、二損心、三損胃，過於胃則不可治。

其説本於《内經》：二陽之病發心脾，有不得隱曲，爲女子不月。按：心脾上也，至不得隱曲，女子不月，則上極而下矣。

歸脾湯　二陽旨

即《内經》二陽之病發心脾之旨也。此方爲養神法，六味丸爲補精法，高鼓峰並用之。

下損由　房幃邇

扁鵲謂損其陰自下而上，一損腎，二損肝，三損脾，過於脾則不可治。其説本於《内經》：五藏主藏精也，不可傷，傷則失守而無氣，無氣則死矣。按：精生於五藏而統司於腎，如色慾過度，則積傷而下損；至於失守無氣，則下極而上矣。

傷元陽　虧腎水

腎氣，即元陽也。元陽傷，爲睏倦、食少、便溏、腰痛、陽痿等症。腎水，即元陰也。元陰虧，爲蒸熱、咳嗽、吐血、便血、遺精、喉痛、口瘡、齒牙浮動等症。

腎水虧　六味擬

六味地黃丸爲補腎水之主方，景岳左歸飲、左歸丸亦妙。推之三才湯、八仙長壽丸、都氣丸、天王補心丹，皆可因證互服。

元陽傷　八味使

崔氏腎氣丸，後人爲八味地黃丸。立方之意，原爲暖腎逐水，非補養元陽。明薛立齋及趙養葵始用以溫補命火，時醫遂奉爲溫補腎命之主方。景岳右歸飲、右歸丸皆本諸此。如火未大衰者，以還少丹代之；陽虛極者宜近效白朮湯。

各醫書　伎止此

苦寒敗胃及辛熱耗陰，固無論已。即六味、歸脾，何嘗非流俗之套法。

甘藥調　回生理

扁鵲云：針藥莫治者，調以甘藥。仲景因之。喻嘉言曰：壽命之本，積精自剛；然精生於穀，穀入少則不能生血，血少則不能化精。《內經》云：精不足者，補之以味。味者，五穀之味也，補以味而節其勞，則積貯漸富，大命不傾也。

建中湯　《金匱》軌

小建中湯及加黃芪、加人參、加當歸、加白朮等湯，皆急建其中氣，俾飲食增而津液旺，以至充血生精，而復其真陰之不足。但用稼穡作甘之本味，而酸辛苦鹹在所不用，蓋捨此別無良法也。按：炙甘草湯即此湯化爲潤劑，喻氏清燥湯即此湯化爲涼劑。

薯蕷丸　風氣弭

《金匱》薯蕷丸。自註云：治虛癆諸不足，風氣百疾。

䗪蟲丸　乾血以

《金匱》大黄䗪蟲丸。自註：治五癆諸傷，内有乾血，肌膚甲錯。

二神方　能起死

尤在涇云：風氣不去，則足以賊正氣而生長不榮，以薯蕷丸爲要方。乾血不去，則足以留新血而灌溉不周，以䗪蟲丸爲上劑。今之醫輩，能夢見此二方否？

咳嗽第四

氣上嗆　咳嗽生

《内經》云：五藏六府皆令人咳，不獨肺也。然肺爲氣之市，諸氣上逆於肺，則嗆而咳。是咳嗽不止於肺而亦不離於肺也。

肺最重　胃非輕

《内經》雖分五藏諸咳，而所尤重者，在聚於胃關於肺六字。蓋胃中水穀之氣，不能如霧上蒸於肺，而轉溉諸藏，衹是留積於胃中，隨熱氣而化爲痰，隨寒氣而化爲飲。胃中既爲痰飲所滯，則輸肺之氣亦必不清，而爲諸咳之患矣。

肺如鍾　撞則鳴

肺爲藏府之華蓋，呼之則虛，吸之則滿。祇受得本然之正氣，受不得外來之客氣。客氣干之，則嗆而咳矣。亦祇受得藏府之清氣，受不得藏府之病氣。病氣干之，亦嗆而咳矣。肺體屬金，譬若鍾然，一外一内，皆所以撞之使鳴也。

風寒入　外撞鳴

經云：微寒微咳。可見咳嗽多因於風寒也。風從皮毛而入於肺，寒從背俞而入於肺，皆主乎外也。後註雖言熱、言濕、言燥，令不自行，亦必假風寒以爲之帥也。

癆損積　内撞鳴

癆傷咳嗽，主乎内也。二者不治，至於咳嗽失音，是金破不鳴矣。

誰治外　六安行

六安煎雖無深義，卻亦平穩。然外感諸咳，當辨風熱、風燥二症。如冬時先傷非節之暖，復加風寒外遏，以致咳嗽、痰結、咽腫、身重、自汗、脈浮者，風熱也，宜葳蕤湯辛潤之劑，切勿辛熱發散。而風燥一症，辨治尤難。蓋燥爲秋氣，令不獨行，必假風寒之威，而令乃振，咳乃發也。《內經》祇言秋傷於濕，何也？以長夏受濕土鬱蒸之氣，隨秋令收斂，伏於肺胃之間，直待秋深燥令大行，與濕不能相容，至冬而爲咳嗽也。此症有肺燥、胃濕兩難分解之勢，唯千金麥門冬湯、五味子湯獨得其秘，後人以斂散不分，燥潤雜出棄之，昧之甚也。

誰治內　虛勞程

宜於《虛癆門》擇其對症之方。審是房勞傷精則補精，審是思鬱傷脾則養神。

挾水氣　小龍平

柯韻伯治咳嗽，不論冬夏，不拘淺深，但是寒嗽，俱用小青龍湯多效。方中驅風散寒，解肌逐水，利肺暖腎，除痰定喘，攘外安內，各盡其妙。蓋以肺家沈寒痼冷，非麻黃大將不能搗其巢穴，群藥安能奏效也。

兼鬱火　小柴清

寒熱往來咳嗽者，宜去人參、大棗、生薑，加乾薑、五味治之。

薑細味　一齊烹

《金匱》治痰飲咳嗽，不外小青龍湯加減。方中諸味皆可去取，唯細辛、乾薑、五味不肯輕去。即面熱如醉，加大黃以清胃熱，及加石膏、杏仁之類，總不去此三味，學者不可不深思其故也。徐忠可《金匱辨註》有論。

長沙法　細而精

《金匱》痰飲咳嗽治法，宜熟讀之。

瘧疾第五

瘧爲病　屬少陽

少陽爲半表半裏，邪居其界，入與陰爭則寒，出與陽爭則熱。爭則病作，息則病止，止後其邪仍據於少陽之經。

寒與熱　若迴翔

寒熱必應期而至。

日一發　亦無傷

邪淺則一日一作，邪深則二日一作。

三日作　勢猖狂

瘧三日一作，時醫名三陰瘧，流連難愈。

治之法　小柴方

以小柴胡湯爲主。初起，俗忌人參，姑從俗而去之，加青皮一錢。

熱偏盛　加清涼

小柴胡湯加知母、花粉、石膏、黄連之類，隨宜擇用。

寒偏重　加桂薑

加乾薑、桂枝，甚者加附子、肉桂。

邪氣盛　去參良

身熱者，小柴胡湯去人參加桂枝二錢。服後食熱粥，溫覆取微汗。

常山入　力倍強

小柴胡湯加常山二三錢。俗云邪未淨不可用常山以截之，不知常山非截邪之品，乃驅邪外出之品。仲景用其苗，名曰蜀漆。

大虛者　獨參湯

虛人久瘧不愈，以人參一兩、生薑五錢，水煎，五更服極效。貧者以白朮一兩代之，熱多者以當歸代之。

單寒牝　理中匡

單寒無熱名曰牝瘧，宜附子理中湯加柴胡治之。

單熱瘴　白虎詳

單熱無寒名曰瘴瘧，或先熱後寒名曰熱瘧，俱宜以白虎湯加桂枝治之。時醫以六味湯加柴胡、芍藥治之。

法外法　辨微茫

以上皆前醫之成法。更法外有法，不可不辨而治之。

消陰翳　制陽光

熱之不熱，是無火也，益火之源，以消陰翳；寒之不寒，是無水也，壯水之主，以制陽光。

太僕註　慎勿忘

王太僕消陰制陽等註，千古不刊之論。趙養葵遵之，以八味丸益火之源，六味丸壯水之主，久瘧多以此法收功。

痢證第六

濕熱傷　赤白痢

王損庵論痢，專主濕熱。其症裏急後重，腹痛欲便不便，膿血穢濁，或白或赤，或赤白相半。

熱勝濕　赤痢漬

胃爲多氣多血之海。熱，陽邪也，熱勝於濕，則傷胃之血分而爲赤痢。

濕勝熱　白痢墜

濕，陰邪也。濕勝於熱，則傷胃之氣分而爲白痢。赤白相半，則爲氣血兩傷。

調行箴　須切記

行血，則膿血自愈。調氣，則後重自除。此四句爲治初痢之格言，須切記之。

芍藥湯　熱盛餌

芍藥湯調氣行血，雖爲初痢之總方，究竟宜於熱症。

平胃加　寒濕試

寒濕瀉痢初起者，以平胃散加乾薑、澤瀉、豬苓、木香治之。久而不愈，送下香連丸。

熱不休　死不治

方書云：痢證發熱不休者，不治。

痢門方　皆所忌

凡痢症初起即發熱，非肌表有邪，即經絡不和，溫散而調營衛，外邪一解，痢亦松去。若概以爲熱，開手即用痢門套方，多有陷入變劇者。

桂葛投　鼓邪出

時醫有發汗之戒，以其無外證而妄汗之也。若頭痛、發熱、惡寒，有汗宜用桂枝湯法，無汗宜用葛根湯法，鼓邪外出，然後治其痢。

外疏通　内暢遂

此二句是解所以發汗之故也。張飛疇云：當歸四逆湯治痢極效。若發熱而嘔者，小柴胡湯、葛根黄連黄芩甘草湯。口渴下重者，白頭翁湯如神。

嘉言書　獨得秘

喻嘉言《醫門法律》中，議論甚見透徹。

《寓意》存　補《金匱》

喻嘉言《寓意草》中，如麻黄附子細辛湯及人參敗毒散等案，卻能補《金匱》所未及。

心腹痛胸痹第七

心胃疼　有九種

真心痛不治。今所云心痛者，皆心胞絡及胃脘痛也。共有九種，宜細辨之。

辨虛實　明輕重

虛者喜按，得食則止，脈無力；實者拒按，得食愈痛，脈有力。二症各有輕重。

痛不通　氣血壅

痛則不通，氣血壅滯也。

通不痛　調和奉

通則不痛，氣血調和也。高士宗云：通之之法，各有不同。調氣以和血，調血以和氣，通也。上逆者使之下行，中結者使之旁達，亦通也。虛者助之使通，寒者溫之使通，無非通之之法也。若必以下泄爲通，則妄矣。

一蟲痛　烏梅圓

蟲痛，時痛時止，唇舌上有白花點，得食愈痛。蟲爲厥陰風木之化，宜烏梅丸。

二注痛　蘇合研

入山林古廟及見非常之物，脈乍大乍小，兩手若出兩人，宜蘇合丸研而灌之。

三氣痛　香蘇專

因大怒及七情之氣作痛，宜香蘇飲加元胡索二錢，七氣湯亦妙。又方，用百合一兩、烏藥三錢，水煎服。

四血痛　失笑先

瘀血作痛，痛如刀割，或有積塊，脈澀，大便黑，宜桃仁承氣湯、失笑散。

五悸痛　妙香詮

悸痛，即虛痛也。痛有作止，喜按，得食稍止，脈虛弱，宜妙香散或理中湯加肉桂、木香主之。

六食痛　平胃煎

食積而痛，噯腐吞酸，其痛有一條扛起者，宜平胃散加山楂、穀芽主之。

傷酒，再加葛根三錢、砂仁一錢。然新傷吐之、久傷下之爲正法。

七飲痛　二陳咽

停飲作痛，時吐清水，或脅下有水聲，宜二陳湯加白朮、澤瀉主之。甚者，十棗湯之類亦可暫服。

八冷痛　理中全

冷痛，身涼、脈細、口中和，宜理中湯加附子、肉桂主之。兼嘔者，吳茱萸湯主之。

九熱痛　金鈴痊

熱痛，身熱、脈數、口中熱，宜金鈴子、元胡索各二兩，研末，黃酒送下二錢，名金鈴子散，甚效。如熱甚者，用黃連、梔子之類，入生薑汁治之。

腹中痛　照諸篇

臍上屬太陰，中臍屬少陰，臍下屬厥陰，兩脅屬少陽、厥陰之交界地面，宜分治之。然其大意與上相同。

《金匱》法　可回天

《金匱要略》中諸議論，皆死症求生之法。

諸方論　要拳拳

《中庸》云：得一善則拳拳服膺，而弗失之矣。腹滿痛而下利者，虛也；吐瀉而痛，太陰證也，宜理中湯；雷鳴、切痛、嘔吐者，寒氣也，宜附子粳米湯；此以下利而知其虛也。腹滿痛而大便閉者，實也；閉痛而不發熱者，宜厚朴三物湯專攻其裏；閉痛而兼發熱者，宜厚朴七物湯兼通表裏；閉痛、發熱、痛連脅下、脈緊弦者，宜大黃附子湯溫下並行；此以便閉而知其實也。若繞臍疼痛名寒疝，烏頭煎之峻，不敢遽用，而當歸生薑羊肉湯之妙，更不可不講也。

又胸痹　非偶然

胸膺之上，人身之太空也。宗氣積於此，非偶然也。

薤白酒　妙轉旋

瓜蔞薤白酒湯或加半夏或加枳實、薤白桂枝湯之類，皆轉旋妙用。

虛寒者　建中填

心胸大寒，痛嘔不能飲食，寒氣上衝，有頭足，不可觸近，宜大建中湯主之。上中二焦，爲寒邪所痹，故以參薑啟上焦之陽，合飴糖以建立中氣，而又加椒性之下行，降逆上之氣，復下焦之陽，爲補藥主方。

隔食反胃第八

隔食病　津液乾

方書名膈者，以病在膈上是也。又名隔者，以食物不下而阻隔也。津液乾枯爲隔食病源。

胃脘閉　穀食難

胃脘乾枯閉小，水飲可行，食物難下。

時賢法　左歸餐

趙養葵用大劑六味湯主之。高鼓峰仿趙養葵之法以六味加生地、當歸主之。楊乘六用左歸飲去茯苓加當歸、生地。以左歸飲中有甘草引入陽明，開展胃陰。去茯苓者，恐其旁流入坎，不如專顧陽明之速效也。

胃陰展　賁門寬

如膏如脂，疊積胃底，即胃陰也。久隔之人，則胃陰亡矣。高鼓峰云：治膈一陽明盡之，陽明者胃也。但使胃陰充拓，在上之賁門寬展，則食物入；在下之幽門、闌門滋潤，則二便不閉，而隔症愈矣。

啟膈飲　理一般

啟膈飲亦是和胃養陰之意。但此方泄肺氣之鬱，彼方救腎水之枯，一陰一陽，宜擇用之。

推至理　衝脈干

張石頑云：膈咽之間，交通之氣不得降者，皆衝脈上行，逆氣所作也。

大半夏　加蜜安

衝脈不治，取之陽明。仲景以半夏降衝脈之逆，即以白蜜潤陽明之燥，加人參以生既亡之津液，用甘瀾水以降逆上之水液。古聖之經方，惟仲景知用之。

《金匱》秘　仔細看

《金匱》明明用半夏，後人諸書，皆以半夏爲戒。毀聖之說，倡自何人？君子惡之！

若反胃　實可嘆

食得入而良入反出，名爲反胃。

朝暮吐　分別看

朝食暮吐，暮食朝吐，與隔食症宜分別而藥之。

乏火化　屬虛寒

王太僕云：食不得入，是有火也。食入反出，是無火也。此症屬中焦、下焦火衰無疑。

吴茰飲　獨附丸

妙在吴茰鎮厥陰逆氣，配入甘溫，令震坤合德，土木不害。生附子以百沸湯俟溫，浸去鹽，日換湯三次。三日外去皮，放地上，四面以磚圍，外以炭火燒一時，則附子盡裂，乘熱投於薑汁，又如法製之，大抵一斤附子配一斤薑汁，以薑汁乾爲度，研末蜜丸。以粟米稀粥，送下二錢。

六君類　俱神丹

六君子湯加薑附及附子理中湯之類。

氣喘第九

喘促證　治分門

氣急而上奔，宜分別而治之。

魯莽輩　只貞元

貞元飲是治血虛而氣無所附，以此飲濟之、緩之。方中熟地、當歸之潤，所以濟之；甘草之甘，所以緩之。常服調養之劑，非急救之劑也。今醫遇元氣欲脱上奔之症，每用此飲以速其危，良可浩嘆！

陰霾盛　龍雷奔

喘症多屬飲病。飲爲陰邪，非離照當空，群陰焉能退避，若地黄之類，附和其陰，則陰霾衝逆肆空，飲邪滔天莫救，而龍雷之火，愈因以奔騰矣。

實喘者　痰飲援

喘症之實者，風寒不解，有痰飲而爲之援，則咳嗽甚而喘症作矣。

葶藶飲　十棗湯

肺氣實而氣路閉塞爲喘者，以葶藶大棗瀉肺湯主之。咳嗽氣喘，心下停飲，兩脅滿痛者，以十棗湯主之。

青龍輩　撤其藩

此方解表，兼能利水，治内外合邪以兩撤之。

虛喘者　補而温

虛喘氣促，不能接續，脈虛細無力，温補二字宜串看。有以温爲補者，有以補爲温者，切不可走於貞元一路，留滯痰涎也。

桂苓類　腎氣論

仲景云：氣短有微飲者，宜從小便去之，桂苓朮甘湯主之，腎氣丸亦主之。

平衝逆　泄奔豚

衝氣上逆，宜小半夏加茯苓湯以降之。奔豚症初起，臍下動氣，久則上逆衝心，宜茯苓桂枝甘草大棗湯以安之。

真武劑　治其源

經云：其標在肺，其本在腎。真武湯爲治喘之源也。

金水母　主諸坤

肺屬金而主上，腎屬水而主下，虛喘爲天水不交之危候，治病當求其本。須知天水一氣，而位乎天水之中者，坤土也。況乎土爲金母，金爲水母，危篤之症，必以脾胃爲主。

六君子　妙難言

六君子湯加五味、乾薑、北細辛，爲治喘神劑。面腫加杏仁，面熱如醉加大黃。此法時師聞之，莫不驚駭，能讀《金匱》者，始知予言之不謬也。

他標劑　忘本根

唯黑錫丹鎮納元氣，爲喘症必用之劑。此外如蘇子降氣湯、定喘湯及沈香、黑鉛之類，皆是害人之物。

血證第十

血之道　化中焦

經曰：中焦受氣取汁，變化而赤是謂血。

本衝任　中溉澆

血之流溢，半隨衝任而行於經絡。

溫肌腠　外逍遙

血之流溢，半散於脈外而充肌腠皮毛。

六淫逼　經道搖

六淫者，風、寒、暑、濕、燥、火也。經，常也；道，路也，言血所常行之路也，外邪傷之則搖動。

宜表散　麻芍條

外傷宜表散。東垣治一人內蘊虛熱，外感大寒而吐血，法仲景麻黃湯加補劑，名麻黃人參芍藥湯，一服而愈。

七情病　溢如潮

七情者，喜、怒、哀、懼、愛、惡、欲也。七情之動，出於五志。醫書恒謂五藏各有火，五志激之則火動，火動則血隨火而溢。然五志受傷既久，則火爲虚火，宜以甘溫之法治之。

引導法　草薑調

甘草乾薑湯如神，或加五味子二錢。火盛者，加乾桑皮三錢、小麥一兩。時醫因歸脾湯有引血歸脾之說，謂引血歸脾即是歸經。試問脾有多大，能容離經之血成斗成盆，盡返而歸於內而不裂破乎？市醫固無論矣，而以名醫自負者，亦蹈此弊，實可痛恨。

溫攝法　理中超

理中湯加木香、當歸煎服。凡吐血服涼藥及滋潤益甚，外有寒冷之象者，是陽虛陰走也，必用此方。血得暖則循行經絡矣。此法出《仁齋直指》。

涼瀉法　令瘀消

火勢盛，脈洪有力，寒涼之劑原不可廢。但今人於血症每用藕節、黑梔、白及、舊墨之類以止澀之，致留瘀不散，以爲咳嗽虛癆之基。《金匱》瀉心湯大黄倍於芩連，爲寒以行瘀法。柏葉湯治吐不止，爲溫以行瘀法。二方爲一溫一寒之對子。

赤豆散　下血標

糞前下血爲近血，《金匱》用當歸赤小豆散。

若黄土　實翹翹

糞後下血爲遠血，《金匱》用黄土湯。

一切血　此方饒

黄土湯，不獨糞後下血方也。凡吐血、衄血、大便血、小便血、婦人血崩及血痢久不止，可以統治之。以此方暖中宫土藏，又以寒熱之品互佐之，步步合法也。五藏有血，六府無血。觀剖諸獸腹心下夾脊，包絡中多血，肝内多血，心、脾、肺、腎中各有血，六府無血。近時以吐血多者謂爲吐胃血，皆耳食昔醫之誤，凡吐五藏血必死。若吐血、衄血、下血，皆是經絡散行之血也。

水腫第十一

水腫病　有陰陽

腫，皮膚腫大。初起目下有形如臥蠶，後漸及於一身，按之即起爲水腫，按之窅而不起爲氣腫。景岳以即起爲氣，不起爲水，究之氣行水即行，水滯氣亦滯，可以分可以不必分也。只以陰水陽水爲分別。

便清利　陰水殃

小便自利，口不渴屬寒，名爲陰水。

便短縮　陽水傷

小便短縮，口渴，屬熱，爲陽水。

五皮飲　元化方

以皮治皮，不傷中氣。方出華元化《中藏經》。

陽水盛　加通防

五皮飲加木通、防己、赤小豆之類。

陰水盛　加桂薑

五皮飲加乾薑、肉桂、附子之類。

知實腫　蘿枳商

知者，真知其病情，而無兩可之見。壯年腫病驟起脈實者，加蘿蔔子、枳實之類。

知虛腫　參朮良

老弱病久，腫漸成，脈虛者，加人參、白朮之類。

兼喘促　真武湯

腫甚、小便不利、氣喘、尺脈虛者，宜真武湯暖土行水。間用桂苓甘朮湯化太陽之氣，守服十餘劑。繼用導水茯苓湯二劑愈。今人衹重加味腎氣丸，而不知其補助陰氣，反益水邪，不可輕服也。

從俗好　別低昂

已上諸法，皆從俗也。然從俗中而不逾先民之矩矱，亦可以救人。

五水辨　《金匱》詳

病有從外感而成者，名風水。病從外感而成，其邪已滲入於皮，不在表而在裏者，名皮水。病有不因於風，由三陰結而成水者，名正水。病有陰邪多而沈於下者，名石水。病有因風因水傷心鬱熱，名黃汗。《金匱》最詳，熟讀全書，自得其旨，否則魯莽誤事耳。藥方中精義頗詳，宜細玩之。

補天手　十二方

越婢湯、防己茯苓湯、越婢加白朮湯、甘草麻黃湯、麻黃附子湯、杏子湯、蒲灰散、芪芍桂酒湯、桂枝加黃芪湯、桂甘薑棗麻辛附子湯、枳朮湯、附方《外臺》防己黃芪湯。

肩斯道　勿炎涼

群言淆亂衷於聖，以斯道爲己任，勿與世爲浮沈，余有厚望焉。

醫學三字經卷二

閩　吳航陳念祖修園　著
男　元豹道彪古愚　元犀道照靈石　同校

脹滿蠱脹第十二（水腫參看）

脹爲病　辨實虛

脹者，脹之於内也。虛脹誤攻則壞，實脹誤補則增。

氣驟滯　七氣疏

七氣湯能疏通滯氣。

滿拒按　七物祛

腹滿拒按，宜《金匱》厚朴七物湯，即桂枝湯、小承氣湯合用，以兩解表裏之實邪也。

脹閉痛　三物鋤

腹滿而痛，若大便實者，宜《金匱》厚朴三物湯，行氣中兼蕩實法，以鋤其病根。以上言實脹之治法。

若虛脹　且躊躇

仔細診視，勿輕下藥。

中央健　四旁如

喻嘉言云：執中央以運四旁，千古格言。

參竺典　大地輿

土木無忤則爲復，《佛經》以風輪主持大地，余於此悟到治脹之源頭。

單腹脹　實難除

四肢不腫而腹大如鼓。

山風卦　指南車

《周易》卦象，山風蠱。

《易》中旨　費居諸

《易》曰：蠱，剛上而柔下，巽而止蠱。註：卦變、卦體，剛上柔下，上情高亢而不下接，下情退縮而不上交，兩情不相通也。卦德，下巽上止，在下逡巡畏縮，而無敢爲之心，在上因循止息，而無必爲之志，庶事日以隳也。此言致蠱之由，醫者參透此理，亦知蠱病之由。《易》又曰：蠱，元亨而天下治也。利涉大川，往有事也。先甲三日，後甲三日，終則有始天行也。註：當蠱壞之日，有人以治之，以至於元亨，而天下之治，實始於此也。曰利涉大川者，言治蠱之人宜涉險阻以濟之。其止也，當矯之以奮發，其巽也，當矯之以剛果，是往有事也。治之之道，必先甲三日以更始，後甲三日以圖終，則撥亂反治，亂之終即治之始，終則有始。人事之挽回，即天運之循環天行也。此言治蠱之事，醫者參透此理，亦可以治蠱病矣。要知人身中胃屬艮卦，不欲其一向苟止；肝屬巽卦，不欲其一向卑巽，利涉大川，元亨前大有經濟自新，丁寧涉川時大費精神，能具此回天手段，而後無愧爲上醫。

暑證第十三

傷暑病　動靜商

夏月傷暑分動靜者，說本東垣。

動而得　熱爲殃

得於長途赤日，身熱如焚，面垢體倦，口渴，脈洪而弱。

六一散　白虎湯

六一散治一切暑症。白虎湯加人參者，以大汗不止，暑傷元氣也；加蒼朮者，治身熱足冷，以暑必挾濕也。

靜而得　起貪涼

外於高廈涼室，畏熱貪涼，受陰暑之氣。

惡寒象　熱逾常

惡寒與傷寒同，而發熱較傷寒倍盛。

心煩辨　切莫忘

雖同傷寒，而心煩以别之，且傷寒脈盛，傷暑脈虚。

香薷飲　有專長

香薷發汗利水，爲暑症之專藥也。有謂夏月不可用香薷，則香薷將用於何時也？

大順散　從症方

此治暑天畏熱貪涼成病，非治暑也。此捨時從症之方。

生脈散　久服康

此夏月常服之劑，非治病方也。

東垣法　防氣傷

暑傷元氣，藥宜從補，東垣清暑益氣湯頗超。

雜說起　道弗彰

已上皆諸家之臆說，而先聖之道反爲之晦，若行道人，不可不熟記之，以資顧問。

若精蘊　祖仲師

仲景《傷寒論》《金匱要略痙濕暍篇》，字字皆精義奥蘊。

太陽病　旨在兹

仲師謂太陽中暍，太陽二字，大眼目也，因人俱認爲熱邪，故提出太陽二字，以喝醒之。寒暑皆爲外邪，中於陽而陽氣盛，則寒亦爲熱；中於陽而陽氣虚，則暑亦爲寒。若中於陰，無分寒暑，皆爲陰症。如酷暑炎熱，並無寒邪，反多陰症。總之，邪之中人，隨人身之六氣、陰陽、虛實而旋轉變化，非必傷寒爲陰，中暑爲陽也。

經脈辨　標本歧

師云：太陽中暍發熱者，病太陽而得標陽之氣也。惡寒者，病太陽而得本寒之氣也。身重而疼痛者，病太陽通體之經也。脈弦細芤遲者，病太陽通體之脈也。小便已灑灑然毛聳、手足逆冷者，病太陽本寒之氣不得陽熱之化也。小有勞，身即熱、口開、前板齒燥者，病太陽標陽之化不得陰液之滋也。此太陽中暍，標本經脈皆病。治當助其標本，益其經脈，若妄施汗下溫針，則誤矣。

臨證辨　法外思

愚按：借用麻杏石甘湯治中暑頭痛汗出氣喘口渴之外症，黃連阿膠雞子黄湯治心煩不得臥之內症，至柴胡、梔子、承氣等湯，俱可取用。師云：渴者與豬苓湯。又云：瘀熱在裏用麻連軺豆湯，育陰利濕，俱從小便而出。此法外之法，神而明之，存乎其人焉。

方兩出　大神奇

暑之中人，隨人之陰陽、虚實爲旋轉變化。如陽藏多火，暑即寓於火之中，爲汗出而煩渴，師有白虎加人參之法。如陰藏多濕，暑即伏於濕之內，爲身熱、疼重、脈微弱，師以夏月傷冷水，水行皮膚所致，指暑病以濕爲病，治以一物瓜蒂湯，令水去而濕無所依，而亦解也。

泄瀉第十四

濕氣勝　五瀉成

書云：濕成五瀉。

胃苓散　厥功宏

胃苓散暖脾、平胃、利水，爲泄瀉之要方。

濕而熱　連芩程

胃苓散加黄芩、黄連，熱甚去桂枝加乾葛。

濕而冷　萸附行

胃苓散加吳茱萸、附子之類，腹痛加木香。

濕挾積　麯楂迎

食積加山楂、神麯，酒積加葛根。

虚兼濕　參附苓

胃苓散加人參、附子之類。

脾腎瀉　近天明

五鼓以後瀉者，腎虚也。瀉有定時者，土主信，脾虚也，故名脾腎瀉，難治。

四神服　勿紛更

四神丸加白朮、人參、乾薑、附子、茯苓、罌粟殼之類爲丸，久服方效。

恒法外　《內經》精

照此法治而不愈者，宜求之《內經》。

腸藏說　得其情

腸熱藏寒，腸寒藏熱。《內經》精義，張石頑頗得其解。

瀉心類　特丁寧

諸瀉心湯張石頑俱借來治瀉，與《內經》之旨頗合。詳載《醫學從衆錄》。

眩暈第十五

眩暈證　皆屬肝

《內經》云：諸風掉眩，皆屬於肝。

肝風木　相火干

厥陰爲風木之藏，厥陰風木爲少陽相火所居。

風火動　兩動搏

風與火皆屬陽而主動，兩動相搏，則爲旋轉。

頭旋轉　眼紛繁

此二句，寫眩暈之象也。

虚痰火　各分觀

仲景主痰飲。丹溪宗河間之説，謂無痰不眩，無火不暈。《内經》云：精虚則眩。又云：腎虚則頭重高搖，髓海不足則腦轉耳鳴。諸説不同如此。

究其旨　總一般

究其殊途同歸之旨，木動則生風，風生而火發，故河間以風火立論也。風生必挾木勢而尅土，土病則聚液而成痰，故仲景以痰飲立論，丹溪以痰火立論也。究之腎爲肝母，腎主藏精，精虚則腦空，腦空則旋轉而耳鳴。

故《內經》以精虛及髓海不足立論也。言虛者言其病根，言實者言其病象，其實一以貫之也。

痰火亢　大黃安

寸脈滑，按之益堅者，爲上實。丹溪用大黃一味，酒炒三遍爲末，茶調下一二錢。

上虛甚　鹿茸餐

寸脈大，按之即散者，爲上虛，宜鹿茸酒。鹿茸生於頭，取其以類相從，且入督脈而通於腦。每用半兩酒煎去滓，入麝香少許服。或用補中益氣湯及芪朮膏之類。此症如鉤藤、天麻、菊花之類，俱可爲使。

欲下取　求其端

端，頭也，謂尋到源頭也。欲榮其上，必灌其根，古人有上病下取法。

左歸飲　正元丹

左歸飲加肉蓯蓉、川芎、細辛甚效，正元丹亦妙。

嘔噦吐第十六 呃逆附

嘔吐噦　皆屬胃

嘔字從漚，漚者水也，口中出水而無食也。吐字從土，土者食也，口中吐食而無水也。嘔吐者，水與食並出也。噦者，口中有穢味也，又謂之乾嘔，口中有穢味，未有不乾嘔也。呃逆者，氣衝有聲，聲短而頻也。其病皆屬於胃。

二陳加　時醫貴

二陳湯倍生薑，安胃降逆藥也。寒加丁香、砂仁；熱加黃連、鮮竹茹、石斛之類。

《玉函經》　難仿佛

寒熱攻補，一定不移。

小柴胡　少陽謂

寒熱往來而嘔者，屬少陽也。

吳茱萸　平酸味

吳茱萸湯治陽明食穀欲嘔者，又治少陰症吐利、手足逆冷、煩躁欲死者，又治乾嘔吐涎沫者。此症嘔吐，多有酸味。

食已吐　胃熱沸

食已即吐，其人胃素有熱，食復入，兩熱相衝，不得停留。

黄草湯　下其氣

大黄甘草湯治食已即吐。《金匱》云：欲吐者不可下之。又云：食已即吐者，大黄甘草湯下之。何也？曰：病在上而欲吐，宜因而越之。若逆之使下，則必憒亂益甚。若既吐矣，吐而不已，是有升無降，當逆折之。

食不入　火堪畏

王太僕云：食不得入，是有火也。

黄連湯　爲經緯

喻嘉言用進退黄連湯，柯韻伯用乾薑黄連黄芩人參湯，推之瀉心湯亦可借用。以此數湯爲經緯。

若呃逆　代赭彙

代赭旋覆湯治噫氣，即治呃逆。若久病呃逆，爲胃氣將絕，用人參一兩，乾薑、附子各三錢，丁香、柿蒂各一錢，可救十中之一。

癲狂癇第十七

重陽狂　重陰癲

《內經》云：重陽者狂，重陰者癲。

靜陰象　動陽宣

癲者笑哭無時，語言無序，其人常靜。狂者詈罵不避親疏，其人常動。

狂多實　痰宜蠲

蠲除頑痰，滚痰丸加烏梅、硃砂治之，生鐵落飲、當歸承氣湯亦妙。

癲虚發　石補天

磁硃丸是煉石補天手法，駱氏《內經拾遺》用溫膽湯。

忽搐搦　癇病然

手足抽掣，猝倒無知，忽作忽止，病有間斷，故名曰癇。

五畜狀　吐痰涎

肺如犬吠，肝如羊嘶，心如馬鳴，脾如牛吼，腎如豬叫，每發必口角流涎。

有生病　歷歲年

由母腹中受驚，積久失調，一觸而發。病起於有生之初，非年來之新病也。《內經拾遺》用溫膽湯，柯韻伯用磁硃丸。

火氣亢　蘆薈平

火氣亢，必以大苦大寒之劑以降之，宜當歸蘆薈丸。

痰積痼　丹礬穿

丹礬丸能穿入心包絡，導其痰涎從大便而出，然不如磁硃丸之妥當。

三證本　厥陰愆

以上治法，時醫習用而不效者，未知其本在於厥陰也。厥陰屬風木，與少陽相火同居。厥陰之氣逆，則諸氣皆逆。氣逆則火發，火發則風生。風生則挾木勢而害土，土病則聚液而成痰。痰成必歸並入心，爲以上諸證。

體用變　標本遷

其本陰，其體熱。

伏所主　所因先

伏其所主，先其所因。

收散互　逆從連

或收或散，或逆或從，隨所利而行之。

和中氣　妙轉旋

調其中氣，使之和平。

自伏所主至此，其小註俱《內經》本文。轉旋，言心手靈活也，其要旨在調其中氣二句。中氣者，土氣也。治肝不應，當取陽明，制其侮也。

悟到此　治立痊

症雖可治，而任之不專，亦無如之何矣。

五淋癃閉赤白濁遺精第十八

五淋病　皆熱結

淋者，小便痛澀淋瀝，欲去不去，欲止不止是也，皆熱氣結於膀胱。

膏石勞　氣與血

石淋下如沙石，膏淋下如膏脂，勞淋從勞力而得，氣淋氣滯不通、臍下悶痛，血淋瘀血停蓄、莖中割痛。

五淋湯　是秘訣

石淋以此湯煎送髮灰、滑石、石首魚頭內石研末。膏淋合萆薢分清飲。氣淋加荊芥、香附、生麥芽；不愈，再加升麻或用吐法。勞淋合補中益氣湯。血淋加牛膝、鬱金、桃仁，入麝香少許溫服。

敗精淋　加味啜

過服金石藥，與老人陽已痿，思色以降其精，以致内敗而爲淋，宜前湯加萆薢、石菖蒲、菟絲子以導之。

外冷淋　腎氣咽

五淋之外，又有冷淋。其症外候惡冷，喜飲熱湯，宜加味腎氣丸以鹽湯咽下。

點滴無　名癃閉

小便點滴不通，與五淋之短縮不同。

氣道調　江河決

前湯加化氣之藥，或吞滋腎丸多效。《孟子》云：若決江河，沛然莫之能禦也。引來喻小便之多也。

上竅通　下竅泄

如滴水之器，閉其上而倒懸之，點滴不能下也。去其上閉，而水自通。宜服補中益氣湯，再服以手探吐。

外竅開　水源鑿

又法：啟其外竅，即以開其內竅。麻黄力猛，能通陽氣於至陰之地下。肺氣主皮毛，配杏仁以降氣下達州都，導水必自高原之義也。以前飲加此二味甚效。夏月不敢用麻黄，以蘇葉、防風、杏仁等分，水煎服，溫覆微汗，水即利矣。虛人以人參、麻黄各一兩，水煎服，神效。

分利多　醫便錯

愈利愈閉矣。

濁又殊　竅道別

淋出溺竅，濁出精竅。

前飲投　精愈涸

水愈利而腎愈虛矣。

腎套談　理脾恪

治濁只用腎家套藥，不效。蓋以脾主土，土病濕熱下注，則小水渾濁。濕勝於熱則爲白濁，熱勝於濕則爲赤濁，濕熱去則濁者清矣。

分清飲　佐黃柏

萆薢分清飲加蒼朮、白朮，再加黃柏苦以燥濕，寒以除熱。

心腎方　隨補綴

六八味湯丸加龍、牡，腎藥也。四君子湯加遠志，心藥也。心腎之藥與前飲間服。

若遺精　另有説

與濁病又殊。

有夢遺　龍膽折

有夢而遺，相火旺也。余每以龍膽瀉肝湯送下五倍子丸二錢，多效。張石頑云：肝熱則火淫於内，魂不内守，故多淫夢失精。又云：多是陰虚陽擾，其作必在黎明陽氣發動之時，可以悟矣。妙香散甚佳。

無夢遺　十全設

無夢而遺，是氣虚不能攝精，宜十全大補湯加龍骨、牡蠣、蓮鬚、五味子、黄柏，爲丸常服。

坎離交　亦不切

時醫遇此症，便云心腎不交，用茯神、遠志、蓮子、棗仁之類，未中病情，皆不切之套方也。

疝氣第十九

疝任病　歸厥陰

經云：任脈爲病，外結七疝，女子帶下瘕聚。丹溪專治厥陰者，以肝主筋，又主痛也。

寒筋水　氣血尋

寒疝、水疝、筋疝、氣疝、血疝。

狐出入　癩頑麻

狐疝：臥則入腹，立則出腹。癩疝：大如升斗，頑麻不痛。

專治氣　景岳箴

景岳云：疝而曰氣者，病在氣也。寒有寒氣，熱有熱氣，濕有濕氣，逆有逆氣，俱當兼用氣藥也。

五苓散　加減斟

《別錄》以此方加川楝子、木通、橘核、木香，通治諸疝。

茴香料　著醫林

三層茴香丸治久疝，雖三十年之久，大如栲栳，皆可消散。

痛不已　須洗淋

陰腫核中痛，《千金翼》用雄黄一兩、礬石二兩、甘草一尺、水一斗，煮二升洗之，如神。

痰飲第二十

痰飲源　水氣作

水氣上逆，得陽煎熬則稠而成痰，得陰凝聚則稀而成飲。然水歸於腎，而受制於脾，治者必以脾腎爲主。

燥濕分　治痰略

方書支離不可聽。只以燥濕爲辨，燥痰宜潤肺，濕痰宜溫脾，握要之法也。宜參之《虚癆》《咳嗽》等篇。或老痰宜王節齋化痰丸，實痰怪症宜滚痰丸之類。

四飲名　宜斟酌

《金匱》云：其人素盛今瘦，水走腸間，瀝瀝有聲，謂之痰飲。註：即今之久咳痰喘是也。飲後水流在脅下，咳唾引痛，謂之懸飲。註：即今之停飲脅痛證也。飲水流行，歸於四肢，當汗出而不汗出，身體疼重，謂之溢飲。註：即今之風水、水腫證也。咳逆倚息，氣短不得臥，其形如腫，謂之支飲。註：即今之停飲喘滿不得臥證也。又支飲，偏而不中正也。

參五藏　細量度

四飲猶未盡飲邪之爲病也。凡五藏有偏虛之處，而飲留之。言藏不及府者，府屬陽，在府則行矣。《金匱》曰：水在心，心下堅築短氣，惡水不欲飲。水在肺，吐涎沫，欲飲水。水在脾，少氣，身重。水在肝，脅下支滿，嚏而痛。水在腎，心下悸。

補和攻　視強弱

宜補，宜攻，宜和，視乎病情，亦視乎人之本體強弱而施治也。

十六方　各鑿鑿

苓桂朮甘湯、腎氣丸、甘遂半夏湯、十棗湯、大青龍湯、小青龍湯、木防己湯、木防己加茯苓芒硝湯、澤瀉湯、厚朴大黃湯、葶藶大棗瀉肺湯、小半夏湯、己椒葶藶丸、小半夏加茯苓湯、五苓散、附《外臺》茯苓飲。

溫藥和　博返約

《金匱》云：病痰飲者，當以溫藥和之。忽揭出溫藥和之四字，即金針之度也。蓋痰，水病也，水歸於腎，而受制於脾；欲水由地中行而歸其壑者，非用溫藥以化氣不可也；欲水不泛溢而築以堤防者，非用溫藥以補脾不可也。如苓桂朮甘湯、腎氣丸、小半夏湯、五苓散之類，皆溫藥也。即如十棗湯之十枚大棗，甘遂半夏湯之半升白蜜，木防己湯之參、桂，葶藶湯之大棗，亦寓溫和之意。至於攻下之法，不過一時之權宜，而始終不可離溫和之旨也。

陰霾除　陽光灼

飲爲陰邪，必使離照當空，而群陰方能退散。余每用參苓朮附加生薑汁之類取效。

滋潤流　時醫錯

方中若雜以地黃、麥冬、五味附和其陰，則陰霾衝逆肆空，飲邪滔天莫救矣。即腎氣丸亦宜慎用。

真武湯　水歸壑

方中以茯苓之淡以導之，白朮之燥以制之，生薑之辛以行之，白芍之苦以泄之，得附子本經之藥，領之以歸其壑。

白散方　竊秘鑰

《三因》白散之妙，喻嘉言解之甚詳。見於《醫門法律中風門》。

消渴第二十一

消渴證　津液乾

口渴不止爲上消，治以人參白虎湯。食入即饑爲中消，治以調胃承氣湯。飲一溲一小便如膏爲下消，治以腎氣丸。其實皆津液乾之病也，趙養葵變其法。

七味飲　一服安

趙養葵云：治消證無分上、中、下，但見大渴、大燥，須六味丸料一斤、肉桂一兩、五味子一兩，水煎六七碗。恣意冷飲之，睡熟而渴如失矣。白虎、承氣湯皆非所治也。

《金匱》法　別三般

能食而渴者，重在二陽論治，以手太陽主津液，足太陽主血也。飲一溲一者，重在少陰論治，以腎氣虛不能收攝，則水直下趨，腎氣虛不能蒸動，則水不能上濟也。不能食而氣衝者，重在厥陰論治，以一身中唯肝火最横，燔灼無忌，耗傷津液，而爲消渴也。《金匱》論消渴，開口即揭此旨，以補《內經》之未及，不必疑其錯簡也。

二陽病　治多端

勞傷榮衛，漸鬱而爲熱者，炙甘草湯可用，喻嘉言清燥湯即此湯變甘溫爲甘寒之用也。熱氣蒸胸者，人參白虎湯可用，《金匱》麥門冬湯即此湯變甘寒而爲甘平之用也。消穀大堅者，麻仁丸加當歸、甘草、人參可用，妙在滋液之中攻其堅也。蓋堅則不能消水，如以水投石，水去而石自若也。消症屬火，內鬱之火本足以消水，所飲之水本足以濟渴。只緣胃中堅燥，全不受水之浸潤，轉以火熱之勢，急走膀胱，故小便數，愈數而愈堅，愈堅而愈消矣。此論本喻嘉言，最精。

少陰病　腎氣寒

飲水多小便少名上消，食穀多而大便堅名食消，亦名中消，上中二消屬熱。唯下消症飲一溲一，中無火化，可知腎氣之寒也，故用腎氣丸。

厥陰證　烏梅丸

方中甘辛苦酸並用。甘以緩之，所以遂肝之志也。辛以散之，所以悦肝之神也。苦以降之，則逆上之火順而下行矣。酸以收之，以還其曲直作酸之本性，則率性而行所無事矣。故此丸爲厥陰症之總劑。治此症除此丸外，皆不用苦藥，恐苦從火化也。

變通妙　燥熱餐

有脾不能爲胃行其津液，肺不能通調水道而爲消渴者，人但知以清潤治之，而不知脾喜燥而肺惡寒。試觀泄瀉者必渴，此因水津不能上輸而惟下泄故爾。以燥脾之藥治之，水液上升即不渴矣。余每用理中丸湯倍白朮加栝蔞根，神效。

傷寒瘟疫第二十二

傷寒病　極變遷

太陽主一身之表，司寒水之經。凡病自外來者，皆謂傷寒，非寒熱之寒也。變遷者，或三陽、或三陰、或寒化、或熱化，及轉屬、合並之異。

六經法　有真傳

太陽寒水，其經主表，編中備發汗諸法。陽明燥金，其經主裏，編中備攻裏諸法。少陽相火，其經居表裏之界，所謂陽樞也，編中備和解諸法。太陰濕土，純陰而主寒，編中備溫補諸法。少陰君火，標本寒熱不同，所謂陰樞也，編中寒熱二法並立。厥陰風木，木中有火而主熱，編中備清火諸法。雖太陽亦有裏證，陽明亦有表證，太陰亦有熱證，厥陰亦有寒證，而提綱卻不在此也。

頭項病　太陽編

三陽俱主表，而太陽爲表中之表也。論以頭痛、項強、發熱、惡寒爲提綱，有汗宜桂枝湯，無汗宜麻黄湯。

胃家實　陽明編

陽明爲表中之裏，主裏實症，宜三承氣湯。論以胃家實爲提綱。又鼻乾、目痛、不眠爲經病。若惡寒、頭痛，爲未離太陽。審其有汗、無汗，用桂枝、麻黄法。無頭痛、惡寒，但見壯熱、自汗、口渴，爲已離太陽，宜白虎湯。仲景提綱不以此者，凡解表諸法求之太陽，攻裏諸法求之陽明，立法之嚴也。

眩苦嘔　少陽編

少陽居太陽陽明之界，謂之陽樞，寒熱相雜。若寒熱往來於外，爲胸脅滿煩，宜大小柴胡湯。若寒熱互搏於中，嘔吐腹痛，宜黃連湯。痞滿嘔逆，宜半夏瀉心湯。拒格食不入，宜乾薑黃連人參湯。若邪全入於膽府，下攻於脾爲自利，宜黃芩湯。上逆於胃，利又兼嘔，宜黃芩加半夏生薑湯。論以口苦、咽乾、目眩爲提綱。

吐利痛　太陰編

太陰濕土，爲純陰之藏，從寒化者多，從熱化者少，此經主寒症而言，宜理中湯、四逆湯爲主，第原本爲王叔和所亂耳。論以腹中滿、吐食、自利不渴、手足自溫、腹時痛爲提綱。

但欲寐　少陰編

少陰居太陰厥陰之界，謂之陰樞，有寒有熱。論以脈微細、但欲寐爲提綱。寒用麻黃附子細辛湯、麻黃附子甘草湯及白通湯、通脈四逆湯。熱用豬苓湯、黄連雞子黄湯及大承氣湯諸法。

吐蚘渴　厥陰編

厥陰，陰之盡也。陰盡陽生，且屬風木，木中有火，主熱症而言。論以消渴、氣上衝心、心中疼熱、饑不欲食、食則吐蚘、下之利不止爲提綱，烏梅丸主之。自利下重飲水者，白頭翁湯主之。凡一切宜發表法，備之太陽。一切宜攻裏法，備之陽明。一切宜和解法，備之少陽。一切宜溫補法，備之太陰。一切宜寒涼法，備之厥陰。一切寒熱兼用法，備之少陰。此仲景《傷寒論》之六經與《内經熱病論》之六經不同也。

長沙論　嘆高堅

仰之彌高，鑽之彌堅。

存津液　是真詮

存津液是全書宗旨，善讀書者，讀於無字處。如桂枝湯甘溫以解肌養液也；即麻黄湯直入皮毛，不加薑之辛熱，棗之甘壅，以外治外，不傷營氣，亦養液也；承氣湯急下之，不使邪火灼陰，亦養液也；即麻黄附子細辛湯用附子以固少陰之根，令津液內守，不隨汗渙，亦養液也；麻黄附子甘草湯以甘草易細辛，緩麻黄於中焦，取水穀之津而爲汗，毫不傷陰，更養液也。推之理中湯、五苓散，必啜粥飲；小柴胡湯、吳茱萸湯皆用人參，何一而非養液之法乎？

汗吐下　溫清懸

在表宜汗，在胸膈宜吐，在裏宜下。寒者溫之，熱者清之。

補貴當　方而圓

虛則補之。合上爲六法。曰方而圓者，言一部《傷寒論》全是活法。

規矩廢　甚於今

自王叔和而後，註家多誤。然亦是非參半，今則不知《傷寒論》爲何物，規矩盡廢矣。

二陳尚　九味尋

人皆曰二陳湯爲發汗平穩之劑，而不知茯苓之滲，半夏之澀，皆能留邪生熱，變成譫語、不便等症。人皆曰九味羌活湯視麻桂二湯較妥，而不知太陽病重，須防侵入少陰。此方中有芩、地之苦寒，服之不汗，恐苦寒陷入少陰，變成脈沈細但欲寐之症；服之得汗，恐苦寒戕伐腎陽，陽虚不能內固，變成遂漏不止之症。時醫喜用此方，其亦知此方之流弊，害人匪淺也。

香蘇外　平胃臨

香蘇飲力量太薄，不能驅邪盡出，恐餘邪之傳變多端。平胃散爲燥濕消導之劑，仲景從無燥藥發汗之法，且外邪未去，更無先攻其内法。

汗源涸　耗真陰

陰者，陽之家也。桂枝湯之芍藥及啜粥，俱是滋陰以救汗源。麻黄湯之用甘草與不啜粥，亦是保陰以救汗源。景岳誤認其旨，每用歸、地，貽害不少。

邪傳變　病日深

治之得法，無不即愈。若逆症、壞症、過經不愈之症，皆誤治所致也。

目擊者　實痛心

人之死於病者少，死於藥者多。今行道人先學利口，以此藥殺人，即以此藥得名，是可慨也。吾知其殃在子孫。

醫醫法　腦後針

聞前輩云：醫人先當醫醫。以一醫而治千萬人，不過千萬人計耳。救一醫便救千萬人，救千萬醫便救天下後世無量恒河沙數人耳。余所以於醫者腦後，痛下一針。

若瘟疫　治相侔

四時不正之氣，及方土異氣，病人穢氣，感而成病，則爲瘟疫。雖有從經絡入、從口鼻入之分，而見證亦以六經爲據，與傷寒同。

通聖散　兩解求

仲師於太陽條，獨挈出發熱不惡寒而渴爲溫病，是遵《内經》人傷於寒，則爲熱病；冬傷於寒，春必病溫；先夏至日爲病溫，後夏至日爲病暑之三說也。初時用麻杏石甘湯，在經用白虎加人參湯，入裏用承氣湯及太陰之茵陳蒿湯，少陰之黄連阿膠湯、豬苓湯，厥陰之白頭翁湯等，皆其要藥，究與瘟疫之病不同也。瘟疫之病，皆新感乖戾之氣而發，初起若兼惡寒者，邪從經絡入，用人參敗毒散爲匡正托邪法。初起若兼胸滿口吐黄涎者，邪從口鼻入，用藿香正氣散爲辛香解穢法。唯防風通聖散面面周到，即初起未必内實，而方中之硝、黄，别有妙用，從無陷邪之害。若讀仲師書死於句下者，聞之無不咋舌，而不知其有利無弊也。

六法備　汗爲尤

汗、吐、下、溫、清、補，爲治傷寒之六法。六法中唯取汗爲要，以瘟疫得汗則生，不得汗則死。汗期以七日爲準，如七日無汗，再俟七日以汗之。又參論中聖法，以吐之、下之、溫之、清之、補之，皆所以求其汗也。詳於《時方妙用》中。

達原飲　昧其由

吳又可謂病在膜原，以達原飲爲首方，創異説以欺人，實昧其病由也。

司命者　勿逐流

醫爲人之司命，熟讀仲聖書而兼臨證之多者，自有定識，切不可隨波逐流。

婦人經產雜病第二十三

婦人病　四物良

與男子同，唯經前產後異耳。《濟陰綱目》以四物湯加香附、炙草爲主，凡經前產後，俱以此出入加減。

月信準　體自康

經水一月一至，不愆其期，故名月信。經調則體自康。

漸早至　藥宜涼

血海有熱也，宜加味四物湯加續斷、地榆、黄芩、黄連之類。

漸遲至　重桂薑

血海有寒也，宜加味四物湯加乾薑、肉桂之類，甚加附子。

錯雜至　氣血傷

經來或早或遲不一者，氣血虛而經亂也，宜前湯加人參、白朮、黄芪之類。

歸脾法　主二陽

《内經》云：二陽之病發心脾，有不得隱曲，爲女子不月，宜歸脾湯。

兼鬱結　逍遥長

鬱氣傷肝，思慮傷脾，宜加味逍遥散。

種子者　即此詳

種子必調經，以歸脾湯治其源，以逍遥散治其流，並以上諸法皆妙，不必他求。唯婦人體肥厚者，恐子宫脂滿，另用二陳湯加川芎、香附爲丸。

經閉塞　禁地黄

閉塞脈實，小腹脹痛，與二陽病爲女子不月者不同。雖四物湯爲婦科所不禁，而經閉及積瘀實症，宜去地黄之濡滯，恐其護蓄，血不行也。加醋炒大黄二錢、桂一錢、桃仁二錢，服五六劑。

孕三月　六君嘗

得孕三月之内，多有嘔吐、不食，名惡阻，宜六君子湯。俗疑半夏礙胎，而不知仲師慣用之妙品也。高鼓峰云：半夏合參术爲安胎、止嘔、進食之上藥。

安胎法　寒熱商

四物湯去川芎爲主，熱加黄芩、白朮、續斷，寒加艾葉、阿膠、杜仲、白朮。大抵胎氣不安，虚寒者多。庸醫以胎火二字惑人，誤人無算。

難產者　保生方

横生倒產、漿水太早、交骨不開等症，宜保生無憂散。

開交骨　歸芎鄉

交骨不開，陰虚故也，宜加味芎歸湯。

血大下　補血湯

胎，猶舟也，血，猶水也。水滿則舟浮。血下太早，則乾涸而胎阻矣，宜當歸補血湯加附子三錢。欲氣旺則血可速生，且欲氣旺而推送有力，加附子者取其性急，加酒所以速芪、歸之用也。保生無憂散治漿水未行，此方治漿水過多，加味歸芎湯治交骨不開。三方鼎峙，不可不知。

腳小指　艾火煬

張文仲治婦人橫產手先出，諸般符▲藥不效，以艾火如小麥大，灸產婦右腳小指頭尖，下火立產。

胎衣阻　失笑匡

胎衣不下，宜以醋湯送失笑散三錢，即下。

產後病　生化將

時醫相傳云：生化湯加減，治產後百病。若非由於停瘀而誤用之，則外邪反入於血室，中氣反因以受傷，危症蜂起矣。慎之，慎之。

合諸說　俱平常

以上相沿之套法，輕病可愈，治重病則不效。

▲符：寶慶經元書局校刻本作『服』。

資顧問　亦勿忘

商治時不與衆醫談到此法，反爲其所笑。

精而密　長沙室

《金匱要略》第二十卷、第二十一卷、第二十二卷，義精而法密。

妊娠篇　丸散七

《妊娠篇》凡十方，丸散居七，湯居三。蓋以湯者，蕩也。妊娠以安胎爲主，攻補俱不宜驟，故緩以圖之，即此是法。

桂枝湯　列第一

此湯表症得之爲解肌和營衛，内症得之爲化氣調陰陽，今人只知爲傷寒首方。此於《妊娠篇》列爲第一方，以喝醒千百庸醫之夢，亦即是法。

師云：婦人得平脈，陰脈小弱，其人渴不能食，無寒熱，名妊娠，桂枝湯主之。註：陰搏陽别爲有子，今反云陰脈弱小，是孕只兩月，蝕下焦之氣，不能作盛勢也，過此則不然。妊娠初得，上下本無病，因子室有凝，氣溢上下，故但以芍藥一味固其陰氣，使不得上溢，以桂、薑、甘、棗扶上焦之陽，而和其胃氣，但令上焦之陽氣充，能禦相侵之陰氣足矣。未嘗治病，正所以治病也。

附半薑　功超軼

時醫以半夏、附子墜胎不用。乾薑亦疑其熱而罕用之，而不知附子補命門之火以保胎，半夏和胃氣以安胎，乾薑暖土藏使胎易長。俗子不知。

內十方　皆法律

桂枝湯治妊娠，附子湯治腹痛小腹如扇，茯苓桂枝丸治三月餘漏下、動在臍上爲癥瘕，當歸芍藥散治懷妊腹中疞痛，乾薑人參半夏丸治妊娠嘔吐不止，當歸貝母苦參丸治妊娠小便難，當歸散妊娠常服，白朮散妊娠養胎，方方超妙，用之如神。惟妊娠有水氣、身重、小便不利、惡寒、起即頭眩，用葵子茯苓散不能無疑。

產後篇　有神術

共九方。

小柴胡　首特筆

妊娠以桂枝湯爲第一方，產後以小柴胡湯爲第一方，即此是法。新產婦人有三病：一者病痙，二者病鬱冒，三者大便難。產婦鬱冒、脈微弱、嘔不能食、大便反堅，但頭汗出者，以小柴胡湯主之。

竹葉湯　風痙疾

《金匱》云：產後中風、發熱、面正赤、喘而頭痛，竹葉湯主之。錢院使註云：中風之下，當有病痙者三字。按：庸醫於此症，以生化湯加薑、桂、荆芥、益母草之類，殺人無算。

陽旦湯　功與匹

即桂枝湯增桂加附子，《活人》以桂枝湯加黄芩者誤也。風乘火勢，火借風威，灼筋而成痙，宜竹葉湯。若數日之久，惡寒症尚在，則爲寒風，宜此湯。二湯爲一熱一寒之對子。師云：產後風續續數十日不解，頭微痛、惡寒、時時有熱、心下悶、乾嘔，汗出雖久，陽旦證續在者，可與陽旦湯。

腹痛條　須詳悉

此下八句，皆言腹痛不同，用方各異。

羊肉湯　㽲痛謐

㽲痛者，痛之緩也，爲虛症。

痛滿煩　求枳實

滿煩不得臥，裏實也，宜枳實芍藥散。二味無奇，妙在以麥粥下之。

著臍痛　下瘀吉

腹中有瘀血，著於臍下而痛，宜下瘀血湯。

痛而煩　裏熱窒

小腹痛雖爲停瘀，而不大便，日晡煩躁、譫語，非停瘀專症也。血因熱裹而不行，非血自結於下，但攻其瘀而可愈也。《金匱》以大承氣湯攻熱。

攻涼施　毋固必

攻有大承氣湯，涼有竹皮大丸、白頭翁加甘草阿膠湯。《金匱》云：病解能食，七八日更發熱者，此爲胃實，大承氣湯主之。又云：婦人乳中虛，煩亂嘔逆，安中益氣，竹皮大丸主之。又云：產後下利虛極，白頭翁加甘草阿膠湯主之。讀此，則知丹溪產後以大補氣血爲主，餘以末治之説，爲大謬也。

雜病門　還熟讀

《金匱》婦人雜病，以因虛、積冷、結氣六氣爲綱，至末段謂千變萬端，總出於陰陽虛實。而獨以弦緊爲言者，以經阻之始，大概屬寒，氣結則爲弦，寒甚則爲緊，以此爲主，而參之兼脈可也。

二十方　效俱速

隨證詳　難悉錄

唯溫經　帶下服

十二癥、九痛、七害、五傷、三痼，共三十六種。因經致病，統名曰帶下。言病在帶脈，非近時赤白帶下之說也。溫經湯治婦人年五十，前陰下血、暮發熱、手掌煩熱、腹痛、口乾云云，其功實不止此也。

甘麥湯　藏躁服

《金匱》云：婦人藏躁，悲傷欲哭，象如神靈所作，數欠伸，甘麥大棗湯主之。

藥到咽　效可卜

閩中諸醫，因余用此數方奇效，每繕錄於讀本之後，亦醫風之將轉也，余日望之。

道中人　須造福

小兒第二十四

小兒病　多傷寒

喻嘉言曰：方書謂小兒八歲以前無傷寒，此胡言也。小兒不耐傷寒，初傳太陽一經，早已身強、多汗、筋脈牽動、人事昏沈，勢已極於本經，誤藥即死，無由見其傳經，所以謂其無傷寒也。俗云驚風皆是。

稚陽體　邪易干

時醫以稚陽爲純陽，生死關頭，開手便錯。

凡發熱　太陽觀

太陽主身之表，小兒腠理未密，最易受邪。其症頭痛、項強、發熱、惡寒等，小兒不能自明，唯發熱一捫可見。

熱未已　變多端

喻嘉言云：以其頭搖手動也，而立抽掣之名；以其卒口噤、腳攣急也，而立目斜、心亂、搐搦之名；以其脊強背反也，而立角弓反張之名；造出種種不通名目，謂爲驚風。而用攻痰、鎮驚、清熱之藥，投之立死矣。不知太陽之脈起於目內眥，上額交巔入腦，還出別下項，夾脊抵腰中，是以見上諸症。當時若以桂枝湯照法服之，則無餘事矣。過此失治，則變爲痙症。無汗用桂枝加葛根湯，有汗用桂枝加栝蔞根湯，此太陽而兼陽明之治也。抑或寒熱往來，多嘔，以桂枝湯合小柴胡湯或單用小柴胡湯，此太陽而兼少陽之治也。

太陽外　仔細看

喻嘉言云：三日即愈爲貴，若待經盡方解，必不能耐矣。然亦有耐得去而傳他經者，亦有即時見他經之症者，宜細認之。

遵法治　危而安

遵六經提綱之法而求之，詳於《傷寒論》。

若吐瀉　求太陰

太陰病以吐食、自利、不渴、手足自溫、腹時痛爲提綱，以理中湯主之。

吐瀉甚　變風淫

吐瀉不止，則土虛而木邪乘之。《左傳》云：風淫末疾。末，四肢之末也。即抽掣攣急之象。

慢脾說　即此尋

世謂慢脾風多死，而不知即太陰傷寒也。有初時即傷於太陰者，有漸次傳入太陰者，有誤用神麯、麥芽、山楂、萊菔子、枳殼、葶藶、大黄、瓜蔞、膽南星等藥陷入太陰者。即入太陰，其治同也。如吐瀉後，冷汗不止，手足厥逆，理中湯加入附子，或通脈四逆湯、白通湯佐之，此太陰而兼少陰之治也。如吐瀉手足厥冷，煩躁欲死，不吐食而吐涎沫，服理中湯不應，宜吳茱萸湯佐之，此太陰而兼厥陰之治也。若三陰熱化之證，如太陰腹時痛時止，用桂枝加芍藥湯。大便實而痛，用桂枝加大黄湯。少陰之咳而嘔渴、心煩不得眠，宜豬苓湯。心中煩、不得臥，宜黄連阿膠湯。厥陰之消渴、氣衝、吐蚘、下利，宜烏梅丸。下利後重、喜飲水，用白頭翁湯等症亦間有之。熟《傷寒論》者自知，而提綱不在此也。

陰陽證　二太擒

三陽獨取太陽，三陰獨取太陰，擒賊先擒王之手段也。太陽、陽明、少陽爲三陽，太陰、少陰、厥陰爲三陰。

千古秘　理藴深

喻嘉言通禪理，後得異人所授，獨得千古之秘。胡卣臣曰：習幼科者，能虛心領會，便可免乎殃咎，若駭爲異説，則造孽無極矣。

即痘疹　此傳心

痘爲先天之毒，伏於命門，因感外邪而發。初起時用桂枝湯等，從太陽以化其氣，氣化則毒不留，自無一切鬱熱諸症，何用服連翹、紫草、牛蒡、生地、犀角、石膏、芩、連諸藥，以致寒中變症乎？及報點已齊後，冀其漿滿，易於結痂而愈，當求之太陰，用理中湯等補中宫土氣，以爲成漿脱痂之本，亦不賴保元湯及鹿茸、人乳、糯米、桂圓之力也。若用毒藥取漿，先損中宫土氣，漿何由成？誤人不少！此古今痘書所未言，唯張隱庵《侶山堂類辯》微露其機於言外，殆重其道而不敢輕泄歟？疹症視痘症稍輕，亦須知此法。

高士宗《醫學真傳》有桂枝湯加金銀花、紫草法。

誰同志　度金針

附　敷藥拔風害人説

《金匱》云：人得風氣以生長。此一語最精，風即氣也。人在風中而不見風，猶魚在水中而不見水，鼻息出入，頃刻離風即死。但風靜即爲養人之和風，風動即爲殺人之邪風。若大人之中風、小兒之驚風、卒倒、抽掣、角弓反張、目上視、口流涎，皆風動之象，即氣之乘也。醫者宜化邪風爲和風，即所以除邪氣而匡正氣。閩中市醫，遇小兒諸病及驚癇危症，以蓖麻子、巴豆、南星、萊菔子、全蠍、大黄、急性子、皂角爲末，加樗皮、冰片、麝香，以香油或白蜜，或薑、葱汁調，敷於囟門以及胸中、臍中、足心，爲拔風法。秘其方以射利，十敷十死。既死而仍不歸怨之者，以爲外敷之法，不妨姑試，俟未效而即去之，似不爲害。而不知一敷之後，元氣爲其拔散，即揭去其藥，而既散之氣，永不能使之復聚矣。況囟門爲元陽之會，胸中爲宗氣之宅，臍中爲性命之根，足心爲腎脈之本，皆不可輕動。昔人以附子、海狗腎補藥敷於臍中而蒸之，名醫猶且戒其勿用，況大傷人之物乎？凡以保赤爲心者，宜共攻此法。而又惑於急驚、慢驚、食積之說，慣用羌活、獨活、防風、秦艽、前胡、赤芍、鉤藤鉤、荆芥、天麻、厚朴、神麯、山楂、蒼朮、膽星、葶藶子、萊菔子、貝母、牛黄、硃砂、天竺黄、枳殼、杏仁、石菖蒲、甘草，或合爲一方，或分爲二三方者，亦五十步笑百步耳。

醫學三字經卷三

閩　吳航陳念祖修園　著
男　元豹道彪古愚
　　元犀道照靈石　同校

中風方

小續命湯《千金》　中風總方。

麻黃去節根　人參　黃芩　川芎　白芍　炙草　杏仁　防己　桂枝　防風各一錢　附子五分，炮

加生薑三片，水二杯半，先煎麻黃至二杯，入諸藥，煎八分服。

古今錄驗續命湯　治中風風痱，身體不能自收持，口不言，昏冒不知

痛處，或拘急不能轉側。方出《金匱》附方。

麻黄　桂枝　當歸　人參　石膏　乾薑　甘草各三錢　川芎一錢五分　杏仁十三粒，又一粒取三分之一

水三杯，煎一杯，溫服。當小汗，薄覆脊憑几，汗出則愈。不汗更服，無所禁，勿當風。並治但伏不得臥，咳逆上氣，面目浮腫。

三化湯　治熱風中藏，大便不通。

大黄　羌活　枳殼各三錢

水二杯，煎八分服。

稀涎散　治中風口噤，並治單蛾、雙蛾。

巴豆六枚，每枚分作兩片　牙皂三錢，切　明礬一兩

先將礬化開，卻入二味攪勻，待礬枯爲末，每用三分吹喉中。痰盛者

燈心湯下五分，在喉即吐，在膈即下。

參附湯　元氣暴脫，以此方急回其陽，可救十中一二。

人參一兩　附子五錢

水二杯半，煎八分服。此湯治腎氣脫。以人參換白朮，名朮附湯，治脾氣脫。換黃芪名芪附湯，治衛氣脫。換當歸名歸附湯，治營氣脫。

三生飲　治寒風中藏，四肢厥冷，痰涎上湧。

生烏頭二錢　生南星三錢　生附子一錢　木香五分　生薑五片

水二杯，煎七分。薛氏用人參一兩，煎湯半杯調服。

防風通聖散　治熱風卒中，外而經絡手足瘈瘲，內而藏府二便閉塞，用此兩解之。較之三化湯較妥，亦爲類中風實火治法。所用表藥，火鬱發之之義也；所用下藥，釜下抽薪之義也。

防風　荆芥　連翹　麻黄　薄荷　川芎　當歸　白芍　白朮　山梔

大黄　芒硝各五分　黄芩　石膏　桔梗各一錢　甘草二錢　滑石三錢

水二杯，加生薑三片，煎八分服。自利去硝、黄。自汗去麻黄加桂枝。

涎嗽加半夏、五味。

地黄飲子　治類中風腎虚火不歸原，舌強不能言，足廢不能行。類中

風虚火治法。

熟地　山茱肉　遠志　巴戟天　石斛　石菖蒲　五味子　肉蓯蓉洗

肉桂　麥冬　附子　茯苓各三錢

加薄荷葉七葉，水二杯，煎八分服。此方法在輕煎，不令諸藥之味盡出。

其性厚重，以鎮諸逆；其氣味輕清，速走諸竅也。

補中益氣湯　治勞役饑飽過度，致傷元氣，氣虚而風中之。此類中風

氣中虛證，更有七氣上逆，亦名氣中，宜越鞠丸之類。

炙芪二錢　人參　白朮炒　當歸各一錢　炙草　陳皮各五分　升麻　柴胡各三分

加生薑三片，大棗二枚，水二杯，煎八分服。

二陳湯　痰飲通劑。

陳皮一錢五分　半夏　茯苓各三錢　炙草一錢

加生薑三片，水三杯，煎七分服。加白朮一錢，蒼朮二錢，竹瀝四湯匙，生薑汁二湯匙，名加味二陳湯，治類中風痰中證。亦名濕中，以濕生痰也。

加枳實、膽南星、竹茹，名滌痰湯。

加味六君子湯　治中風王道之劑。方見「隔食」。

加麥冬三錢爲君，附子一錢爲使，再調入竹瀝五錢，生薑汁二錢，以行經絡之痰，久服自愈。

資壽解語湯喻嘉言　治中風脾緩，舌強不語，半身不遂，與地黃飲子同意。

但彼重在腎，此重在脾。

防風　附子　天麻　棗仁各二錢　羚角　肉桂各八分　羌活　甘草各五分

水二杯，煎八分，入竹瀝五錢，薑汁二錢五分服。

喻嘉言治腎氣不榮於舌本，加枸杞、首烏、生地、菊花、天冬、石菖蒲、元參。

侯氏黑散《金匱》　治大風四肢煩重，心中惡寒不足者。《外臺》治風癲。

菊花四兩　白朮　防風各一兩　桔梗八錢　細辛　茯苓　牡蠣　人參　礬石　當歸　川芎　乾薑　桂枝各三錢　黄芩五錢

右十四味，杵爲散，酒服方寸匕約有八分，余每用一錢五分。日二服，溫酒調服。忌一切魚肉、大蒜，宜常冷食，六十日止，熱即下矣。

風引湯《金匱》　除熱癱瘸。治大人風引，少小驚癇瘈瘲，日數十發。

大黄　乾薑　龍骨各一兩　桂枝一兩五錢　甘草　牡蠣各一兩　寒水石　赤石脂　滑石　紫石英　白石脂　石膏各三兩

右十二味，研末粗篩，用韋布盛之。取三指約六七錢零，井花水一杯，煎七分，溫服。按：乾薑宜減半。

附錄中風俗方殺人以示戒

俗傳中風方　風症以攻痰爲大戒，凡人將死之頃，皆痰聲漉漉，不獨中風一症。元陽無主，一身之津血俱化爲痰，欲攻盡其痰，是欲攻盡其津血也。故錄此以爲戒。

膽南星寒膩大傷胃氣，且能引痰入於心包、肝、膽以成癇疾。製一二次者力尚輕，若九製則爲害愈酷。枳殼耗散元氣，痰盛得此，暫開少頃，旋而中氣大傷，痰涎如湧。石菖蒲能開心竅，心竅開則痰涎直入其中，永無出路。半夏此藥雖能降逆開結，但與膽星同用，未免助紂爲虐。秦艽　羌活　鉤藤　天麻　防風以上五味雖風證所不忌，但無要藥以主持之，亦徒成糟粕無用之物。天竺黃真者難得，然亦治火痰之標品。僵蠶雖祛風之正藥，但力薄不足恃。牛黃雖爲風痰之妙藥，然與膽南星、石菖蒲、枳殼同用，則反引痰入於心竅，驅之弗出矣。竹瀝以薑汁和之，雖能驅經絡之痰。而與膽星等同用，不得中氣之輸布，反致寒中敗胃之患。甘草雖爲元老之才，但與諸藥同用，小人道長，君子道消，亦無如之何矣。

以上諸品，或作一方，或分作二三方。患者誤服之，輕者致重，重者即死，即幸免於死，亦必變爲癡呆及偏枯無用之人矣。戒之！戒之！

虛癆方

歸脾湯　此方補養後天第一藥。治食少，不眠，怔忡，吐血下血，大便或溏或秘，妄夢健忘，七情所傷，遺精帶濁，及女子不月等證。

炙芪三錢　人參　白朮蒸　棗仁炒黑　當歸身　伏神　龍眼肉各二錢　木香五分　炙草一錢　遠志五分，去心

水三杯，煎八分，溫服。高鼓峰去木香加白芍一錢五分，甚妙。咳嗽加麥冬二錢，五味七分。鬱氣加貝母二錢。脾虛發熱加丹皮、梔子。

六味地黃丸　壯水之主，以制陽光。凡一切吐血、下血、咳嗽、不眠、骨蒸、遺精、淋濁，屬於陰虛者，無不統治之。

熟地八兩　山茱萸　懷山藥各四兩　丹皮　茯苓　澤瀉各三兩

研末，煉蜜爲丸，如桐子大，曬乾。每服三錢，淡鹽湯送下，一日兩服。加五味子名都氣丸。加麥冬名八仙長壽丸，治咳嗽。本方減兩爲錢，水煎服，名六味地黃湯。

八味地黄丸　益火之源，以消陰翳。治腰膝無力，飲食不進，腫脹疝瘕，陽痿遺精帶濁，屬於元陽虚者，無不統治之。

即六味丸加附子、肉桂各一兩。本方去附子名七味丸，能引火歸原。本方去附子加五味子名加減八味丸，治大渴不止。本方加牛膝、車前子，名濟生腎氣丸俗名《金匱》腎氣丸，治水腫喘促。本方減兩爲錢，水煎服，名八味湯。

小建中湯仲景　此方爲治虚癆第一方，今人不講久矣！凡癆證必有蒸熱，此方有薑桂以扶心陽，猶太陽一出，則爝火無光，即退熱法也。凡癆證必飲食日少，此方溫脾，即進食法也。凡癆證必咳嗽，此方補土以生金，即治嗽法也。凡癆證多屬腎虚，此方補脾以輸精及腎，所謂精生於穀也。今人不能讀仲景書，反敢侮謗聖法，徒知生脈、六味、八味、歸脾、補中，及款冬、貝母、玉竹、百合、蘇陳醬、地黄炭之類，互服至死，誠可痛恨！

生白芍三錢　桂枝一錢五分　炙草一錢

加生薑一錢五分，大棗二枚，水二杯，煎八分，入飴糖三錢五分烊服。

加黃芪二錢名黃芪建中湯，治虛癆諸不足。飽悶者去大棗加茯苓二錢，氣逆者加半夏一錢五分。此方人參、當歸、白朮，俱隨宜加之。

《金匱》炙甘草湯　肺燥、肺痿、咽痛、脈代等症。

生地四錢　桂枝木一錢　阿膠一錢五分　炙草二錢　人參一錢　麥冬二錢五分　棗仁原方火麻仁一錢五分

加生薑一錢，大棗二枚，水一杯，酒半杯，煎八分服。

喻嘉言清燥救肺湯　治燥氣鬱而成癆。

桑葉經霜者，去蒂，三錢　人參一錢　石膏二錢三分，研　杏仁去皮尖，一錢二分　甘草一錢二分　麥冬一錢　枇杷葉去毛，蜜炙，一錢三分　黑芝麻一錢五分，炒研水二杯半，煎八分，熱服。痰多加貝母三錢。或加梨汁半盞。

《金匱》薯蕷丸　治虛癆諸不足，風氣百疾。

薯蕷三十分　當歸　桂枝　麯　乾地黄　豆黄卷各十分　甘草二十八分　人參　阿膠各七分　芎藭　芍藥　白术　麥冬　杏仁　防風各六分　柴胡　桔梗　茯苓各五分　乾薑三分　白蘞二分　大棗百枚爲膏

右二十一味，末之，煉蜜和丸如彈子大，空腹酒服一丸。一百丸爲劑。

分，去聲。古以二錢半爲一分。

《金匱》大黄䗪蟲丸　治五勞虛極羸瘦，腹滿不能飲食，食傷、憂傷、房室傷、饑傷、勞傷、經絡榮衛傷，内有乾血，肌肉甲錯，目黯黑，緩中補虛。

大黄十分，蒸　黄芩二兩　甘草三兩　桃仁一升　杏仁一升　芍藥四兩　乾漆一兩　乾地黄十兩　虻蟲一升　水蛭百個　蠐螬一升　䗪蟲半升上十二味，末之，煉蜜丸如小豆大，酒服五丸，日三服。

愚按：以搜血之品，爲補血之用，仿於《内經》四烏鰂骨一藘茹丸。張路玉以此丸藥及鮑魚入絨毛雞腹内，黄酒童便煮爛，汁乾，將雞去骨取肉，同諸藥懸火上烘乾爲末，加煉蜜爲丸。每服二錢，以黄酒送下，日三服，代䗪蟲丸甚妥。

咳嗽諸方

六安煎景岳　治外感咳嗽。

半夏二錢　陳皮一錢五分　茯苓二錢　甘草一錢　杏仁二錢，去皮尖　白芥子一錢，炒研

加生薑七片，水煎服。寒甚加細辛七分。愚每用必去白芥子加五味子、

乾薑、細辛。

小青龍湯　治一切咳嗽。方見《傷寒》。方中隨寒熱虛實加減。唯細辛、乾薑、五味三藥不去，讀《金匱》者自知。

加減小柴胡湯　治發熱咳嗽。

柴胡四錢　半夏二錢　黄芩　炙草各一錢五分　乾薑一錢　五味子八分

水二杯半，煎一杯半，去滓，再煎八分，溫服，一日二服。

五味子湯《千金》　治傷燥咳唾中有血，牽引胸脅痛，皮膚乾枯。

五味子五分，研　桔梗　甘草　紫菀茸　續斷　竹茹　桑根皮各一錢　生地黄二錢　赤小豆一撮，即赤豆之細者

右九味，水煎空心服。《秘旨》加白蜜一匙。

愚按：赤豆易生扁豆五錢，囫圇不研，最能退熱補肺，但有寒熱往來

忌之。去續斷、赤豆、地黄，加葳蕤、門冬、乾薑、細辛亦妙。

麥門冬湯《千金》 治大病後火熱乘肺，咳唾有血，胸膈脹滿，上氣羸瘦，五心煩熱，渴而便秘。

麥門冬二錢，去心 桔梗 桑根皮 半夏 生地黄 紫菀茸 竹茹各一錢 麻黄七分 甘草五分，炙 五味子十粒，研 生薑一片

右十一味，水煎，空心服。

瘧疾方

小柴胡湯方見傷寒 一切瘧病俱治。

痢證方

芍藥湯　行血，則膿血自愈；調氣，則後重自除。三日內俱可服。

白芍　當歸各一錢半　黃連　黃芩各一錢二分　桂四分　檳榔一錢　木香六分

甘草四分　大黃一錢，虛人不用　厚朴一錢，炙　枳殼一錢　青皮五分

水二杯，煎八分，溫服。小便不利加滑石、澤瀉。滯澀難出，虛者倍歸、芍，實者倍大黃。紅痢加川芎、桃仁。

人參敗毒散　喻嘉言最重此方，令微汗則陽氣升，而陷者舉矣。此法時醫不講，余每用此方加陳倉米四錢，或加黃芩、黃連，屢用屢效。

羌活　獨活　前胡　柴胡　川芎　枳殼　茯苓　桔梗　人參已上各一錢

甘草一分

水二杯，加生薑三片，煎七分服。加倉米名倉廩湯，治噤口痢。

心腹痛胸痹方

烏梅丸 方見傷寒 治蟲痛。

蘇合香丸 治注痛。

拙著《從衆錄》有方論。又鬼注不去，宜虎骨、鹿茸、羚羊角、龍骨各三錢，以羊肉湯煎，入麝香少許服。取腥膻之味，引濁陰之氣從陰而泄，此喻嘉言《寓意草》法也。

香蘇飲 治氣痛。一切感冒俱佳。

香附 二錢，製研 紫蘇葉 三錢 陳皮 甘草 各一錢加生薑五片，水二杯，煎八分服。心痛加元胡二錢，酒一盞。

七氣湯亦名四七湯　治七情之氣鬱逆。

半夏　厚朴　茯苓各三錢　紫蘇葉一錢

加生薑三片，水二杯，煎八分服。

百合湯　治心口痛諸藥不效。亦屬氣痛。

百合一兩　烏藥三錢

水三杯，煎八分服。此方余自海壇得來。

失笑散　治一切血滯作痛如神。

五靈脂醋炒　蒲黃各一兩

共研末，每服三錢，以醋湯送下，日二服。

桃仁承氣湯　治心腹痛，大便不通，其人如狂，屬死血。

桂枝二錢　桃仁十七枚，去皮尖　大黃四錢　芒硝七分　甘草七分

水二杯，煎八分，去滓，入硝二沸，溫服。

丹參飲　治心胸諸痛神驗，婦人更宜。亦屬血痛。亦可通治諸痛。

丹參一兩　白檀香要真者，極香的切片　砂仁各一錢

水二杯，煎八分服。

妙香散方見遺精

平胃散　治一切飲食停滯。

蒼朮　厚朴炒　陳皮各二錢　甘草一錢

加生薑五片，水二杯，煎八分服。肉積加山楂。麵積加麥芽、萊菔子。穀積加穀芽。酒積加葛根、砂仁。

二陳湯方見中風

十棗湯　治水飲作痛。峻劑，不可輕用。

大戟　芫花炒　甘遂各等分，研末

用大棗十枚，水二杯，煎七分，去滓，入藥方寸匕約有七分服，次早當下。未下，再一服。服後體虛，以稀粥調養。

理中湯方見傷寒　治冷痛。

吳茱萸湯仲景　治冷痛。通治食穀欲嘔，頭痛如破，煩躁欲死者，及大吐不已之症。

吳茱萸湯泡，二錢五分　人參一錢五分　大棗五枚　生薑五錢，切片

水二杯，煎八分，溫服。

金鈴子散　治心口痛及脅痛、腹痛，如神。屬熱者。

金鈴子去核　元胡索各二兩，研末

每服三錢，黃酒送下。

厚朴三物湯《金匱》　治心腹實痛，大便閉者。

厚朴四錢　大黃二錢　枳實一錢五分

水二杯，煎八分，溫服。

厚朴七物湯《金匱》

即前方加桂枝　甘草各一錢五分　生薑二錢五分　大棗五枚。

水二杯，煎八分服。嘔者加半夏一錢。寒多者加生薑一錢五分。

附子粳米湯《金匱》　治腹中寒氣，雷鳴切痛，胸脅逆滿、嘔吐。

附子二錢，製　半夏四錢　炙草一錢　粳米五錢，布包　大棗一枚

水三杯，煎八分，溫服，日夜作三服。

大黃附子湯《金匱》　脅下偏痛，發熱脈緊弦者。

大黃　附子各三錢　細辛二錢

水二杯，煎八分服。

當歸生薑羊肉湯《金匱》　治心腹諸痛虛極，諸藥不效者，一服如神。及脅痛裏急，婦人產後腹中㽲痛。

當歸七錢五分　生薑一兩二錢五分　羊肉四兩，去筋膜，用藥戥秤方準

水五杯，煎取二杯，溫服一杯，一日兩服。若寒多者加生薑五錢。痛多而嘔者加橘皮五錢、白朮二錢五分。

瓜蔞薤白白酒湯《金匱》　治胸痹喘息咳唾，胸背痛，寸沈遲，關上小緊。

瓜蔞連皮子搗，五錢　薤白如乾者用三錢，生者用六錢

白酒三杯，煎八分服。加半夏二錢名瓜蔞薤白半夏湯，治胸痹不得臥，心痛徹背。

大建中湯《金匱》 治胸大寒痛，嘔不能飲食，腹中寒上衝，皮起出見有頭足，上下痛不可觸近。

川椒三錢，微炒出汗　乾薑四錢　人參三錢

水二鍾，煎一鍾，去滓，入膠飴四錢，煎取八分，溫服。如一炊頃，可食熱粥半碗。

隔食反胃方

左歸飲景岳　即六味湯去丹皮、澤瀉，加枸杞、炙草。

啟膈飲《心悟》　治食入即吐。

川貝母一錢五分，切片，不研　沙參三錢　丹參二錢　川鬱金五分　乾荷蒂三個　砂

仁殼四分　杵頭糠三錢，布包　茯苓一錢五分　石菖蒲四分

水二杯，煎一杯服。

大半夏湯《金匱》　治反胃。

人參二錢　半夏俗用明礬製者，不可用。只用薑水浸二日，一日一换；清水浸三日，一日一换；攄起蒸熟，切片曬乾，四錢。

長流水入蜜揚二百四十遍，取二杯半，煎七分服。

吴茱萸湯方見心腹痛

六君子湯　此方爲補脾健胃、去痰進食之通劑，百病皆以此方收功。

人參　白朮炒　茯苓　半夏各二錢　陳皮　炙草各一錢

加生薑五片，大棗二粒。

水二杯，煎八分服。治反胃宜加附子二錢，丁香、藿香、砂仁各一錢。

附子理中湯　治反胃。

即理中湯加附子三錢。治反胃加茯苓四錢，甘草減半。

附隔食方法

《人鏡經》曰：《內經》云三陽結謂之隔。蓋足太陽膀胱經水道不行，手太陽小腸經津液枯槁，足陽明胃經燥糞結聚。所以飲食拒而不入，縱入太倉，還出喉嚨。夫腸胃一日一便，乃常度也。今五七日不便，陳物不去，新物不納，宜用三一承氣湯節次下之，後用脂麻飲啜之。陳腐去而腸胃潔，癥瘕盡而營衛昌，飲食自進矣。

三一承氣湯

大黃　芒硝　甘草　厚朴　枳實各一錢

水二杯，煎八分服。按：此方太峻，姑存之以備參考。

氣喘方

蘇子降氣湯　治上盛下虛，氣喘等證。

紫蘇子二錢，微炒　前胡　當歸　半夏　陳皮　厚朴各一錢　沈香　炙草各五分

加生薑三片，大棗二枚，水二杯，煎八分服。

葶藶大棗瀉肺湯《金匱》　治支飲滿而肺氣閉，氣閉則呼吸不能自如，用此苦降，以泄實邪。

葶藶子隔紙炒研如泥，二錢二分

水一杯半，大棗十二枚，煎七分，入葶藶子服之。

十棗湯方見心腹痛

小青龍湯方見傷寒

貞元飲景岳　陰血爲陽氣之依歸，血虛則氣無所依，時或微喘，婦人血海常虛，多有此證。景岳方意在「濟之緩之」之四字。濟之以歸、地，緩之以甘草，頗有意義。今人加紫石英、黑鉛之重鎮，則失緩之之義；加沈香、白芥子之辛香，則失濟之之義矣。且此方非爲元氣奔脱而設，時醫每遇大喘之證，必以此方大劑與服。氣升則火升，偶得濡潤之藥，氣亦漸平一晌，旋而陰柔之性與飲水混爲一家，則胸膈間純是陰霾之氣，其人頃刻歸陰矣。吾鄉潘市醫倡此法以局人神智，無一人悟及，誠可痛恨！

熟地黄五七錢或一二兩　當歸身三四錢　炙草一二三錢

水三四杯，煎八分服。

苓桂朮甘湯《金匱》　治氣短。喻嘉言云：此治呼氣短。

茯苓四錢　白朮　桂枝各二錢　炙草一錢五分

水二杯，煎八分服。

腎氣丸《金匱》　治氣短。喻嘉言云：此治吸氣短，即八味地黄丸，但原方係乾生地黄、桂枝。

茯苓甘草大棗湯仲景　治氣喘臍下動氣，欲作奔豚。

茯苓六錢　桂枝　甘草炙，各二錢　大棗四枚

用甘瀾水三杯半，先煎茯苓至二杯，入諸藥，煎七分服。作甘瀾水法：取長流水揚之數百遍，或千遍愈妙。

真武湯仲景　鎮水逆，定痰喘之神劑。　方見傷寒

宜倍茯苓。咳嗽甚者去生薑，加乾薑一錢五分，五味、細辛各一錢。

黑錫丹　治脾腎虚冷，上實下虚，奔豚，五種水氣，中風痰潮危急。

喻嘉言曰：凡遇陰火逆衝，真陽暴脱，氣喘痰鳴之急症，捨此方再無他法可施。予每用小囊佩帶隨身，恐遇急證不及取藥，且欲吾身元氣溫養其藥，藉手效靈，厥功歷歷可紀。即痘症倒塌逆候，服此亦可回生。

沈香　附子炮　胡蘆巴　肉桂各五錢　小茴香　補骨脂　肉豆蔻　木香　金鈴子去核，各一兩　硫黄　黑鉛與硫黄炒成砂子，各三兩

上爲末，酒煮麵餬丸梧子大，陰乾，以布袋擦令光瑩，每服四五十丸，薑湯送下。

血證方

麻黄人參芍藥湯東垣　治吐血外感寒邪，内虚蘊熱。

桂枝五分，補表虛　麻黄去外寒　黄芪實表益衛　炙甘草補脾　白芍安太陰　人參益元氣而實表

麥冬補肺氣，各三分　五味子五粒，安肺氣　當歸五分，和血養血

水煎，熱服。按：此方以解表爲止血，是東垣之巧思倖中，非有定識也。

觀其每味自註藥性，俱悖聖經，便知其陋。

甘草乾薑湯《金匱》

炙甘草四錢　乾薑二錢，炮

水二杯，煎八分服。

柏葉湯《金匱》　治吐血不止。

柏葉生用三錢，無生者用乾者二錢　乾薑一錢　艾葉生用二錢，如無生者用乾者一錢

水四杯，取馬通二杯，煎一杯服。如無馬通，以童便二杯，煎八分服。

黄土湯《金匱》　治先便後血爲遠血。亦治衄血、吐血不止。

灶心黃土八錢，原方四錢　生地　黃芩　甘草　阿膠　白朮　附子炮，各一錢五分

水三杯，煎八分服。

赤小豆散《金匱》　治先血後便爲近血。

赤小豆浸令出芽，曬乾，一兩　當歸四錢

共研末，每服三錢，漿水下即洗米水，三日後有酸味是也。按：凡止血標藥可隨宜作引，血餘灰可用一二兩同煎，諸血皆驗。梔子、茜草、乾側柏治上血，槐花、生地黃、烏梅、續斷治血崩。凡下血及血痢，口渴、後重、脈洪有力者爲火盛。可用苦參子去殼，仁勿破，外以龍眼肉包之，空腹以倉米湯送下九粒，一日二三服，漸加至十四粒，二日效。

水腫方

五皮飲　此方出華元化《中藏經》，以皮治皮，不傷中氣，所以爲治腫通用之劑。

大腹皮酒洗　桑白皮生，各二錢　雲苓皮四錢　陳皮二錢　生薑皮一錢

水三杯，煎八分，溫服。上腫宜發汗，加紫蘇葉、荆芥各二錢，防風一錢，杏仁一錢五分。下腫宜利小便，加防己二錢，木通、赤小豆各一錢五分。喘而腹脹加生萊菔子、杏仁各二錢。小便不利者爲陽水，加赤小豆、防己、地膚子。小便自利者爲陰水，加白朮二錢，蒼朮、川椒各一錢五分。熱加海蛤三錢，知母一錢五分。寒加附子、乾薑各二錢，肉桂一錢。嘔逆加半夏、生薑各二錢。腹痛加白芍二錢，桂枝一錢，炙甘草一錢。

導水茯苓湯 治水腫，頭面、手足、遍身腫如爛瓜之狀，按而塌陷；胸腹喘滿，不能轉側安睡，飲食不下；小便秘澀，溺出如割，或如黑豆汁而絕少。服喘嗽氣逆諸藥不效者，用此即漸利而愈。

澤瀉 赤茯苓 麥門冬去心 白朮各三兩 桑白皮 紫蘇 檳榔 木瓜各一兩 大腹皮 陳皮 砂仁 木香各七錢五分

右㕮咀，每服一二兩，水二杯，燈草三十根，煎八分，食遠服。如病重者可用藥五兩，又加麥冬及燈草半兩，以水一斗，於砂鍋內熬至一大碗。再下小鍋內，煎至一鍾，五更空心服。

加減《金匱》腎氣丸 治脾腎兩虛，腫勢漸大，喘促不眠等證。

熟地四兩 雲茯苓三兩 肉桂 牛膝 丹皮 山藥 澤瀉 車前子 山茱萸各二兩 附子五錢

研末，煉蜜丸如桐子大，每服三錢，燈草湯送下，一日兩服。以兩爲錢，水煎服，名加減《金匱》腎氣湯。但附子必倍用方效。加川椒目一錢五分，巴戟天二錢，治腳面腫。

風　水 因風而病水也。

防己黃芪湯《金匱》

治風水，脈浮身重，汗出惡風。

防己三錢　炙草一錢五分　白朮二錢　黃芪三錢　生薑四片　大棗一粒

水二杯，煎八分服。服後如蟲行皮中，從腰下如冰，後坐被上，又以一被繞腰下，溫令微汗瘥。喘者加麻黃。胃中不和者加芍藥。氣上衝者加桂枝。

虛汗自出，故不用麻黃以散之，只用防己以驅之。服後身如蟲行及腰下如冰云云，皆濕下行之徵也。然非芪、朮、甘草，焉能使衛氣復振，而驅濕下行哉！

越婢湯《金匱》　治惡風，一身悉腫，脈浮不渴，續自汗出，無大熱者。

麻黃六錢　石膏八錢　甘草二錢　生薑三錢　大棗五枚

水四杯，先煮麻黃至三杯，去沫，入諸藥煎八分服，日夜作三服。惡風者加附子一錢。風水加白朮四錢。

前云身重爲濕多，此云一身悉腫爲風多。風多氣多熱亦多，且屬急風，故用此猛劑。

杏子湯　脈浮者爲風水，發其汗即已。方闕，或云即甘草麻黃湯加杏仁。

皮　水

水行於皮中也。其脈浮，外證跗腫，按之没指。曰不惡風者，不兼風也。曰其腹如鼓者，外有脹形内不堅滿也。曰不渴者，病不在内也。曰當發其汗者，以水在皮宜汗也。

防己茯苓湯《金匱》　治四肢腫，水在皮中聶聶動者。

防己　桂枝　黄芪各三錢　茯苓六錢　炙草一錢

水三杯，煎八分服，日夜作三服。

藥亦同防己黄芪湯，但去朮加桂、苓者，風水之濕在經絡，近内；皮水之濕在皮膚，近外。故但以苓協桂，滲週身之濕，而不以朮燥其中氣也。不用薑、棗者，濕不在上焦之營衛，無取乎宣之也。

蒲灰散《金匱》　厥而爲皮水者，此主之。腫甚而潰之逆證，厥之爲言逆也。

蒲灰半斤　滑石一斤

爲末。飲服方寸匕，日三服。

愚按：當是外敷法，然利濕熱之劑，亦可内服外摻也。

越婢加朮湯《金匱》　裏水此主之，甘草麻黃湯亦主之。按：裏水當是皮水筆誤也。或水在皮裏，即皮水之重者，亦未可知。

方見風水

甘草麻黃湯

麻黃四錢　甘草二錢

水二杯，先煮麻黃至一杯半，去沫，入甘草煮七分服。重覆汗出，不汗再服，慎風寒。

二藥上宣肺氣，中助土氣，外行水氣。

正　水 水之正伏也。其脈遲者，水屬陰也。外證自喘者，陰甚於下，不復與胸中之陽氣相調，水氣格陽而喘也。其目窠如蠶，兩脛腫大諸證，《金匱》未言，無不俱見。

愚按：正水《金匱》未出方。然提綱云：脈沈遲外證自喘，則真武湯、小青龍湯皆正治之的方，越婢加附子湯、麻黃附子湯亦變證之備方，桂甘麻辛附子湯加生桑皮五錢，黑豆一兩，爲窮極之巧方，此正水之擬治法也。

石　水 謂下焦水堅如石也。其脈自沈，外證少腹滿，不喘。

麻黃附子湯

麻黃三錢　炙草二錢　附子一錢

水二杯，先煮麻黃至一杯半，去沫，入諸藥煎七分溫服，日作三服。

此即麻黄附子甘草湯，分兩略異。即以溫經散寒之法，變爲溫經利水之妙。

黄汗

汗出沾衣而色黄也。汗出入水，水邪傷心；或汗出當風所致。汗與水皆屬水氣，因其入而內結，則鬱熱而黄，其脈沈而遲。外證身發熱，四肢頭面腫，久不愈必致癰膿。

黄芪桂枝芍藥苦酒湯《金匱》　治身體腫，發熱汗出而渴，狀如風水，汗出沾衣色正黄如蘗汁，脈自沈風水脈浮，黄汗脈沈。以汗出入水中浴，水從毛孔入得之。水氣從毛孔入而傷其心，故水火相侵而色黄，水氣搏結，而脈沈也。凡看書宜活看，此證亦有從酒後汗出當風所致者，雖無外水，而所出之汗，因風內返亦是水。凡脾胃受濕，濕久生熱，濕熱交蒸而成黄，皆可以汗出入水之意悟之。

黄芪五錢　芍藥　桂枝各三錢

苦酒一杯半，水一杯，煎八分，溫服。當心煩，至六七日乃解。汗出於心，苦酒止之太急，故心煩。至六七日，正復而邪自退也。

桂枝加黄芪湯《金匱》　黄汗之病，兩脛自冷，盗汗出。汗已反發熱，久久身必甲錯，發熱不止者，必生惡瘡。若身重汗出已輒輕者，久久必身瞤，瞤即胸中痛。又從腰已上汗出，下無汗，腰髖馳痛，如有物在皮中狀。劇者不能食，身疼重，煩躁小便不利。以上皆黄汗之變證，師備擬之，以立治法。茲因集隘，不能全録，只輯其要。此爲黄汗。言變證雖多，而其源總由水氣傷心所致。結此一句，見治法不離其宗。

桂枝　芍藥　生薑各三錢　甘草炙　黄芪各二錢　大棗四枚

水三杯，煮八分，溫服。須臾啜熱粥一杯餘，以助藥力。溫覆取微汗，若不汗，更服。前方止汗，是治黄汗之正病法。此方令微汗，是治黄汗之變證法。

脹滿蠱脹方

七氣湯 方見心腹痛 治實脹屬七情之氣者。

胃苓散 消脹行水。

蒼朮一錢五分，炒 白朮 厚朴各一錢五分 桂枝一錢 陳皮 澤瀉 豬苓各一錢五分 炙草七分 茯苓四錢

加生薑五片，水三杯，煎八分服。去桂、草，以煨半熟，蒜頭搗爲丸，陳米湯下三四錢，一日兩服更妙。

三物厚朴湯

七物厚朴湯

二方俱見腹痛。

桂甘薑棗麻辛附子湯《金匱》　治氣分，心下堅大如盤，邊如旋杯。

桂枝　生薑各三錢　甘草　麻黃　細辛各二錢　附子一錢　大棗三枚

水三杯，先煮麻黃至二杯，去沫，入諸藥，煎八分，溫服，日夜作三服。

當汗出如蟲行皮上即愈。

此證是心腎不交病。▲上不能降，下不能升，日積月纍，如鐵石難破。方中桂、甘、薑、棗以和其上，而復用麻黃、細辛、附子少陰的劑以治其下，庶上下交通而病愈。所謂大氣一轉，其氣乃散也。

枳朮湯《金匱》　治心下堅大如盤如盤而不如杯，邪尚散漫未結，雖堅大而不滿痛也。水飲所作與氣分有別也，氣無形以辛甘散之，水有形以苦泄之。

枳實二錢　白朮四錢

水二杯，煎八分服，日夜作三服，腹中軟即止。

▲不：諸本均無此字，今據文義加。

禹餘糧丸《三因》治十腫水氣，脚膝腫，上氣喘急，小便不利，但是水氣，悉皆主之。許學士及丹溪皆云此方治臌脹之要藥。

蛇含石大者三兩，以新鐵銚盛，入炭火中燒蛇黄與銚子一般紅，用鉗取蛇黄，傾入醋中，候冷取出，研極細　禹餘糧石三兩　真針砂五兩，先以水淘淨炒乾，入餘糧一處，用米醋二升，就銚内煮醋乾爲度，後用銚，並藥入炭中。燒紅鉗出，傾藥淨磚地上，候冷研細

以三物爲主，其次量人虚實，入下項。治水妙在轉輪，此方三物，既非大戟、甘遂、芫花之比，又有下項藥扶持，故虚人老人亦可服。

羌活　木香　茯苓　川芎　牛膝酒浸　桂心　蓬朮　青皮　附子炮　乾薑炮　白豆蔻炮　大茴香炒　京三棱炮　白蒺藜　當歸酒浸一宿，各半兩

右爲末，入前藥拌勻，以湯浸蒸餅，捩去水，和藥再杵極勻，丸如桐子大。食前溫酒白湯送下三十丸至五十丸。最忌鹽，一毫不可入口，否則發疾愈甚。但試服藥，即於小便内旋去，不動藏府，病去日，日三服，兼以溫和調補

氣血藥助之，真神方也。

此方昔人用之屢效，以其大能暖水藏也，服此丸更以調補氣血藥助之，不爲峻也。

暑證方

六一散 河間　治一切暑病。

滑石 六兩　甘草 一兩

研末，每服三錢，井花水下，或燈草湯下。

白虎湯 仲景　治傷暑大渴、大汗之證。

方見傷寒。加人參者，以暑傷元氣也。加蒼朮者，治身熱足冷，以暑必挾濕也。

香薷飲 治傷暑，發熱、身痛、口燥、舌乾、吐瀉。

甘草一錢 厚朴一錢五分 扁豆二錢 香薷四錢

水二杯，煎八分，冷服或溫服。瀉利加茯苓、白朮，嘔吐加半夏，暑氣發搐加羌活、秦艽。

大順散 治陰暑，即畏熱貪涼之病。

乾薑一錢，炒 甘草八分，炒 杏仁去皮尖，六分，炒 肉桂六分

共爲細末，每服三錢，水一杯，煎七分服。如煩躁，井花水調下一錢半。

生脈散 卻暑良方。

人參一錢 麥冬三錢 五味一錢

水一杯，煎七分服。

清暑益氣湯東垣

炙芪一錢五分　人參　白朮　蒼朮　青皮　陳皮　麥冬　豬苓　黃柏各五分

乾葛　澤瀉各二錢　神麯八分　五味　炙草各三分　升麻三分

加生薑三片，大棗二枚，水二杯，煎七分服。

一物瓜蒂湯《金匱》

瓜蒂二十個

水二杯，煎八分服。

泄瀉方

胃苓散

方見脹滿。加減詳《三字經》小註。

四神丸 治脾腎虛寒，五更泄瀉。

補骨脂四兩，酒炒　肉豆蔻麵煨去油　吳茱萸泡　五味炒，各二兩

用紅棗五兩，生薑五兩，同煮。去薑，將棗去皮核搗爛爲丸，如桐子大。每日五更服三錢，臨臥服三錢，米湯下。加白朮、附子、罌粟、人參更效。

生薑瀉心湯

黃連湯

甘草瀉心湯

半夏瀉心湯

乾薑黄芩黄連人參湯

厚朴生薑半夏甘草人參湯

以上六方，俱見傷寒論讀。

按：以上諸法，與《内經》中熱消癉則便寒，寒中之屬則便熱一節，揆脈證而擇用，甚驗。張石頑《醫通》載之甚詳，但古調不彈久矣。余新悟出一方，有瀉心之意。上可消痞，下可止瀉。腸熱胃寒，能分走而各盡其長。非有他方，即傷寒厥陰條之烏梅丸也。屢用屢驗。

醫學三字經卷四

閩　吳航陳念祖修園　著

男　元豹道彪古愚　元犀道照靈石　同校

眩暈方

一味大黃散

鹿茸酒

二方見上《三字經》小註。

加味左歸飲　治腎虛頭痛如神，並治眩暈目痛。

熟地七八錢　山茱萸　懷山藥　茯苓　枸杞各三錢　肉蓯蓉酒洗切片，三四錢　細辛

炙草各一錢　川芎二錢

水三杯，煎八分，溫服。

正元丹《秘旨》　治命門火衰，不能生土，吐利厥冷。有時陰火上衝，則頭面赤熱，眩暈惡心。濁氣逆滿，則胸脅刺痛，臍肚脹急。

人參三兩，用附子一兩煮汁收入，去附子　黃芪一兩五錢，用川芎一兩酒煮汁收入，去川芎　山藥一兩，用乾薑三錢煎汁收入，去乾薑　白朮二兩，用陳皮五錢煮汁收入，去陳皮　茯苓二兩，用肉桂六錢酒煎汁收入，曬乾勿見火，去桂　甘草一兩五錢，用烏藥二兩煮汁收入，去烏藥

右六味，除茯苓，文武火緩緩焙乾，勿炒傷藥性，杵爲散。

每服三錢，水一盞，薑三片，紅棗一枚，擘，煎數沸，入鹽一捻，和滓調服。服後，飲熱酒一杯，以助藥力。

嘔噦吐方

二陳湯

半夏二錢　陳皮一錢　茯苓三錢　炙草八分

加生薑三片，水二杯，煎八分服。加減法詳《三字經》小註。

小柴胡湯方見傷寒

吳茱萸湯方見隔食反胃

大黃甘草湯《金匱》　治食已即吐。

大黃五錢　甘草一錢五分

水二杯，煎八分服。

乾薑黃連黃芩人參湯仲景　凡嘔家挾熱，不利於香砂橘半者，服此如神。

乾薑不炒　黄芩　黄連　人參各一錢五分

水一杯半，煎七分服。

進退黄連湯

黄連薑汁炒　乾薑炮　人參人乳拌蒸，一錢五分　桂枝一錢　半夏薑製，一錢五分　大棗二枚

進法：用本方七味俱不製，水三茶杯，煎一杯溫服。退法：不用桂枝，黄連減半，或加肉桂五分。如上逐味製熟，煎服法同。但空腹服崔氏八味丸三錢，半饑服煎劑耳。

癲狂癇方

滚痰丸王隱君　治一切實痰異症。孕婦忌服。

青礞石三兩，研如米大，同焰硝三兩，入新瓷罐內封固，以鐵線紮之，外以鹽泥封固，煅過研末，水飛，二兩實　沈香一兩，另研　川大黃酒蒸　黃芩炒，各八兩

共爲末，水泛爲丸，綠豆大，每服一錢至二錢，食遠沸湯下。

生鐵落飲　治狂妄不避親疏。

鐵落一盞，用水六杯，煮取三杯，入下項藥　石膏一兩　龍齒　茯苓　防風各七分　黑參　秦艽各五錢

鐵落水三杯，煎一杯服，一日兩服。

當歸承氣湯秘傳方　治男婦痰迷心竅，逾牆越壁，胡言亂走。

歸尾一兩　大黃酒洗　芒硝　枳實　厚朴各五錢　炙草三錢

水二杯，煎八分服。

溫膽湯　駱氏《內經拾遺》云：癲狂之由，皆是膽涎沃心，故神不守舍，

理宜溫膽。亦治癇病。

即二陳湯加枳實、鮮竹茹各二錢，或調下飛礬分半。

當歸龍薈丸　治肝經實火，大便秘結，小便澀滯，或胸膈疼痛，陰囊腫脹。

凡屬肝經實火，皆宜用之。

葉天士云：動怒驚觸，致五志陽越莫制，狂亂不避親疏，非苦降之藥，未能清爽其神識也。

當歸　龍膽草　梔子仁　黃柏　黃連　黃芩各一兩　大黃　蘆薈　青黛各五錢　木香二錢五分　麝香五分，另研

共爲末，神麯糊丸，每服二十丸，薑湯下。

丹礬丸《醫通》　治五癇。

黃丹一兩　白礬二兩

二味入銀罐中，煆通紅，爲末，入臘茶一兩，不落水豬心血爲丸，朱砂爲衣。每服三十丸，茶清下。久服其涎自便出，半月後更以安神藥調之。按：豬心血不黏，宜加煉蜜少許合搗。

磁硃丸　治癲狂癇如神。

磁石一兩　硃砂一兩　六神麯三兩，生研

共研末。另以六神麯一兩，水和作餅，煮浮。入前藥加煉蜜爲丸，如麻子大。沸湯下二錢。解見《時方歌括》。

五淋癃閉赤白濁遺精方

五淋湯

赤茯苓三錢　白芍　山梔子各二錢　當歸　細甘草各一錢四分

加燈芯十四寸，水煎服。解見《時方歌括》。

滋腎丸　又名通關丸。治小便點滴不通，及治衝脈上逆、喘呃等證。

黃柏　知母各一兩　肉桂一錢

共研末，水泛爲丸，桐子大，陰乾。每服三錢，淡鹽湯下。

補中益氣湯方見中風　治一切氣虛下陷。

萆薢分清飲　治白濁。

川萆薢四錢　益智仁　烏藥各一錢五分　石菖蒲一錢

一本加甘草梢一錢五分，茯苓二錢，水二杯，煎八分，入鹽一捻服，一日兩服。

四君子湯方見《時方歌括》

歌曰：白濁多因心氣虛，不應只作腎虛醫。四君子湯加遠志，一服之間見效奇。

龍膽瀉肝湯 治脅痛、口苦、耳聾、筋痿、陰濕熱癢、陰腫、白濁、溲血。

龍膽草三分 黃芩 梔子 澤瀉各一錢 木通 車前子各五分 當歸 甘草 生地各三分 柴胡一錢

水一杯半，煎八分服。

五倍子丸 治遺精固脫之方。

五倍子青鹽煮乾，焙 茯苓各二兩

爲末，煉蜜丸桐子大，每服二錢，鹽湯下，日兩服。

妙香散

懷山藥二兩　茯苓　茯神　龍骨　遠志　人參各一兩　桔梗五錢　木香三錢　甘草一兩　麝香一錢　硃砂二錢

共爲末，每服三錢，蓮子湯調下。

疝氣方

五苓散仲景

本方治太陽證身熱、口渴、小便少。今變其分兩，借用治疝。

豬苓　澤瀉　茯苓各二錢　肉桂一錢　白朮四錢

水三杯，煮八分服，加木通、川楝子各一錢五分，橘核三錢，木香一錢。

三層茴香丸　治一切疝氣如神。

大茴香五錢，同鹽五錢炒，和鹽稱一兩　川楝子一兩　沙參　木香各一兩

爲末，米糊丸如桐子大，每服三錢，空心溫酒下，或鹽湯下，才服盡，

接第二料。

又照前方加蓽茇一兩，檳榔五錢，共五兩半，依前丸服法，若未愈，

再服第三料。

又照前第二方加茯苓四兩，附子炮一兩，共前八味，重十兩，丸服如前，

雖三十年之久，大如栲栳，皆可消散，神效。

《千金翼》洗方　治丈夫陰腫如斗，核中痛。

雄黃末一兩　礬石二兩　甘草七錢

水五杯，煎二杯洗。

消渴方

白虎湯

調胃承氣湯

理中丸

烏梅丸

四方俱見傷寒。

腎氣丸

六味湯

炙甘草湯

三方俱見虛癆。

麥門冬湯

麥門冬四錢　半夏一錢五分　人參二錢　粳米四錢　炙甘草一錢　大棗二枚

水二杯，煎八分，溫服。

麻仁丸

火麻仁二兩　芍藥　枳實各五錢　大黄　厚朴各一兩

研末，煉蜜丸如桐子大，每服十丸，米飲下，以知爲度。

痰飲方

王節齋化痰丸　治津液爲火薰蒸，凝濁鬱結成痰，根深蒂固，以此緩治之。

香附童便浸炒，五錢　橘紅一兩　瓜蔞仁一兩　黄芩酒炒　天門冬　海蛤粉各一兩

青黛三錢　芒硝三錢，另研　桔梗五錢　連翹五錢

共爲研末，煉蜜入生薑汁少許，爲丸如彈子大，每用一丸，噙化。或爲小丸，薑湯送下二錢。

苓桂朮甘湯《金匱》　治胸脅支滿目眩。並治飲邪阻滯心肺之陽，令呼氣短。

腎氣丸　治飲邪阻滯肝腎之陰，令吸氣短。

二方俱見喘證方。

甘遂半夏湯《金匱》　治飲邪留連不去，心下堅滿。

甘遂大者三枚　半夏湯洗七次，十三枚，以水一中杯，煮取半杯，去滓　芍藥五枚，約今之三錢　甘草如指一枚，炙，約今之一錢三分

水二杯，煎六分，去滓，入蜜半盞，再煎至八分服。

程氏曰：留者行之，用甘遂以決水飲；結者散之，用半夏以散痰飲。甘遂之性直達，恐其過於行水，緩以甘草、白蜜之甘，堅以芍藥之苦，雖

甘草、甘遂相反，而實以相使，此苦堅甘緩約之之法也。《靈樞經》曰：約方猶約囊。其斯之謂歟？尤氏曰：甘草與甘遂相反，而同用之者，蓋欲其一戰而留飲盡去，因相激而相成也。芍藥、白蜜，不特安中，亦緩毒藥耳。

十棗湯《金匱》　治懸飲內痛。亦治支飲。

方見腹痛。

大青龍湯《金匱》　治溢飲之病屬經表屬熱者，宜此涼發之。

小青龍湯《金匱》　治溢飲之病屬經表屬寒者，宜此溫發之。

以上二方，俱見傷寒。

木防己湯《金匱》　人膈中清虛如太空，然支飲之氣乘之，則滿喘而痞堅，面色黧黑，脈亦沈緊，得之數十日，醫者吐之下之俱不愈，宜以此湯開三焦之結，通上下之氣。

木防己三錢　石膏六錢　桂枝二錢　人參四錢

水二杯，煎八分，溫服。

木防己湯去石膏加茯苓芒硝湯《金匱》　前方有人參，吐下後水邪因虛而結者，服之即愈，若水邪實結者，雖愈而三日復發，又與前方不應者。故用此湯去石膏之寒，加茯苓直輸水道，芒硝峻開堅結也。又此方與小青龍湯，治吼喘病甚效。

木防己二錢　桂枝二錢　茯苓四錢　人參四錢　芒硝二錢五分

水二杯半，煎七分，去滓，入芒硝微煎，溫服，微利自愈。

澤瀉湯《金匱》　支飲雖不中正，而迫近於心，飲邪上乘清陽之位。其人苦冒眩，冒者，昏冒而神不清，如有物冒蔽之也；眩者，目旋轉而乍見眩黑者，宜此湯。

澤瀉五錢　白朮二錢

水二杯，煎七分，溫服。

厚朴大黃湯《金匱》　治支飲胸滿。支飲原不中正，飲盛則偏者不偏，故直驅之從大便出。

厚朴二錢　大黃二錢　枳實一錢五分

水二杯，煎七分，溫服。

葶藶大棗瀉肺湯《金匱》　治支飲不得息。

方見氣喘。

小半夏湯《金匱》　治心下支飲，嘔而不渴。

半夏四錢　生薑八錢

水二杯，煎八分，溫服。

己椒藶黃丸《金匱》　治腹滿口舌乾燥，腸間有水氣。

防己　椒目　葶藶熬　大黄各一兩

共爲細末，煉蜜丸如梧子大，先飲食服一丸，日三服，稍增之，口中有津液。渴者加芒硝半兩。

程氏曰：防己、椒目導飲於前，清者從小便而出；大黄、葶藶推飲於後，濁者從大便而下。此前後分消，則腹滿減而水飲行，脾氣轉輸而津液生矣。

小半夏加茯苓湯《金匱》　治卒然嘔吐，心下痞，膈間有水氣，眩悸者。

即小半夏湯加茯苓四錢。

五苓散《金匱》　治臍下悸，吐涎沫而顛眩，此水也。

澤瀉一兩六株　豬苓　茯苓　白朮各十八株，按：十黍爲一株，約今四分一厘七毫　桂枝半兩

爲末，白飲和服方寸匕，日三服。多暖水，汗出愈。六株爲一分，即今之二錢半也。澤瀉應一兩二錢五分，豬苓、白朮、茯苓各應七錢五分也。方寸匕者，匕即匙，也作匙。正方一寸大，約八九分也。余用二錢。愚按：臍下動氣去朮加桂，理中丸

法也。今因吐涎沫是水氣盛，必得苦燥之白朮，方能制水。顛眩是土中濕氣化爲陰霾，上彌清竅，必得溫燥之白朮，方能勝濕。證有兼見，法須變通。

附方《外臺》茯苓飲 治積飲既去，而虛氣塞滿其中，不能進食。此證最多，此方最妙。

茯苓 人參 白朮各一錢五分 枳實一錢 橘皮一錢二分五厘 生薑二錢

水二杯，煎七分服，一日三服。

徐忠可曰：俗謂陳皮能減參力，此不唯陳皮，且加枳實之多，補瀉並行，何其妙也。

三因白散

滑石五錢 半夏三錢 附子二錢，炮

共研末，每服五錢，加生薑三片，蜜三錢，水一杯半，煎七分服。

傷寒方

太陽

桂枝湯

桂枝　白芍各三錢　甘草二錢，炙　生薑三錢，切片　大棗四枚

水二杯，煎八分，溫服。服後少頃，啜粥一杯，以助藥力，溫覆微似汗。若一服病止，不必再服；若病重者，一日夜作三服。

麻黃湯

麻黃三錢，去根節　桂枝二錢　杏仁去皮尖，二十三枚　甘草一錢

水三杯，先煮麻黃至二杯，吹去上沫，納諸藥，煎八分，溫服。不須啜粥，餘將息如前法。

大青龍湯

麻黄六錢，去根節　桂枝二錢　甘草二錢，炙　杏仁去皮尖，十二枚　生薑三錢，切片　大棗四枚

石膏碎，以綿裹，四錢五分

水四杯，先煮麻黄至二杯半，去上沫，納諸藥，再煮八分，溫服，溫覆取微似汗，汗出多者，以溫粉撲之。白朮、煅牡蠣、龍骨研末。若汗多亡陽者，以真武湯救之。

小青龍湯

麻黄去根節　白芍　乾薑不炒　甘草　桂枝各二錢　半夏三錢　五味子一錢

細辛八分。

水三杯半，先煮麻黄至二杯半，去沫，納諸藥，煎八分，溫服。若渴者，去半夏加瓜蔞根二錢。若噎者，去麻黄加附子一錢五分。小便不利，小腹

痛滿，去麻黃加茯苓四錢。若喘者，去麻黃加杏仁二十一枚。按：論云若微利者，去麻黃加芫花。今芫花不常用，時法用茯苓四錢代之，即豬苓、澤瀉亦可代也，但行道人當於方後註明。

桂枝加葛根湯

即桂枝湯加葛根四錢。

水三杯半，先煮葛根至二杯半，吹去沫，入諸藥，煎至八分，溫服，不須啜粥。

葛根湯

葛根四錢　麻黃三錢　生薑三錢　甘草二錢　桂枝二錢　大棗四枚　白芍二錢

水三鍾半，先煎麻黃、葛根至二杯，去沫，入諸藥，至八分，溫服，微似汗，不須啜粥。

陽明

白虎湯

石膏八錢，碎，綿裹　知母三錢　炙草一錢　粳米四錢

水三杯，煎一杯，溫▲服。

調胃承氣湯

大黃四錢，清酒潤　炙草二錢　芒硝三錢

水二杯半，先煮大黃、甘草，取一杯，去滓，入芒硝微煮令沸，少少溫服之。

小承氣湯

大黃四錢　厚朴　枳實各二錢

水二杯，煎八分，溫服。初服當更衣，不爾者再煮服，若更衣勿服。

▲溫：底本脱，今據寶慶經元書局校刻本補。

大承氣湯

大黃二錢，酒潤　厚朴四錢　枳實　芒硝各二錢

水三杯，先煮枳實、厚朴至一杯半，去滓，納大黃；煮一杯，去滓，納芒硝，微火煮一二沸服。得下，勿再服。

少陽

小柴胡湯

柴胡四錢　人參　黃芩　炙草　生薑各一錢　半夏二錢　大棗二枚

水二鍾，煎一鍾，去滓，再煎八分，溫服，一日夜作三服。胸中煩而不嘔者，去半夏、人參，加瓜蔞二錢。渴者，去半夏，加人參七分、瓜蔞根二錢。腹中痛者，去黃芩，加芍藥一錢半。脅下痞硬，去大棗，加牡蠣二錢。心下悸、小便不利者，去黃芩，加茯苓一錢。不渴，外有微熱者，

去人參，加桂枝一錢五分，溫覆取微似汗愈。咳者，去人參、大棗、生薑，加五味子一錢、乾薑一錢五分。

大柴胡湯

柴胡四錢　半夏二錢　黄芩　芍藥　枳實各錢半　生薑二錢五分　大棗二枚

一本有大黄五分。水三鍾，煎八分，溫服一鍾▲，一日夜作三服。

太　陰

理中丸湯

人參　白朮　乾薑　甘草各三兩

共研末，蜜丸如雞子黄大，研碎以沸湯服一丸，日三四服。服後啜熱粥，以腹熱爲度。或用各三錢，水三鍾，煎八分，溫服。服後啜熱粥。若臍上築者，去朮加桂。吐多者，去朮加生薑二錢。下多者，還用朮。悸者，加

▲鍾：底本脱，今據寶慶經元書局校刻本補。

茯苓。渴欲飲水者，加朮。腹痛者，加人參。寒者，加乾薑。腹滿者，去朮加附子。服湯後如食頃，飲熱粥，微自溫，勿揭衣被。

四逆湯

甘草四錢，炙　乾薑二錢　附子生用，二錢

水三鍾，煎八分，溫服。

通脈四逆加人尿豬膽湯

乾薑六錢　甘草四錢　附子二錢，生用

水三鍾，煎八分，加豬膽汁一湯匙，人尿半湯匙，溫服。

桂枝加芍藥湯

桂枝　生薑各三錢　大棗四枚　芍藥六錢　炙草二錢

水三杯，煎一杯服。

桂枝加大黃湯

桂枝　生薑各三錢　芍藥六錢　炙草二錢　大黃七分　大棗四枚

水三杯，煎八分，溫服。

少陰

麻黃附子細辛湯

麻黃去根節　細辛各三錢　附子一錢五分

水三鍾，先煮麻黃至二鍾，去沫，入諸藥煎七分，溫服。

麻黃附子甘草湯

麻黃去根　甘草各三錢　附子一錢五分

煎法同上。

通脈四逆湯

乾薑六錢　炙草四錢　附子二錢，生用

水三杯，煎八分，溫服。

白通湯

乾薑三錢　附子三錢，生用　葱白二根

水三杯，煎八分，溫服。

吳茱萸湯

吳茱萸三錢，湯泡　人參一錢五分　大棗四枚　生薑六錢

水煎服。

豬苓湯

豬苓　茯苓　澤瀉　滑石　阿膠各三錢

水一杯，先煮四味至一杯，去滓，入膠煎化服。

黄連阿膠雞子黄湯

黄連四錢　黄芩一錢　芍藥二錢　阿膠三錢　雞子黄一枚

水二杯半，煎一杯半，去滓，入膠烊盡，小冷，入雞子黄攪令相得。溫服，一日三服。

大承氣湯 方見陽明

厥　陰

烏梅丸

烏梅九十三枚　細辛六錢　乾薑一兩　當歸四錢　黄連一兩六錢　附子六錢，炮　蜀椒四錢，炒　桂枝　人參　黄柏各六錢

各另研末，合篩之，以苦酒浸烏梅一宿，去核，飯上蒸之，搗成泥，

入煉蜜共搗千下，蜜丸如梧子大，先飲食白飲服十丸，日三服，漸加至二十丸。

當歸四逆湯

當歸　桂枝　白芍各三錢　甘草炙　木通　細辛各二錢　大棗八粒，又一粒取三分之一，擘

水三杯，煎八分，溫服。寒氣盛者，加吳茱萸二錢半，生薑八錢，以水二杯，清酒二杯，煮取一杯半，溫分二服。寒氣盛者，加吳茱萸二錢半，生薑八錢，以水二杯，清酒二杯，煮取一杯半，溫分二服。

白頭翁湯

白頭翁一錢　黃連　黃柏　秦皮各一錢五分

水二杯，煎八分，溫服。餘詳於《時方妙用附錄傷寒門》

瘟疫方

人參敗毒散 方見痢疾

防風通聖散 方見中風

藿香正氣散 治外受四時不正之氣，內停飲食，頭痛寒熱，或霍亂吐瀉，或作瘧疾。

藿香　白芷　大腹皮　紫蘇　茯苓各三兩　陳皮　白朮　厚朴　半夏麯　桔梗各二兩　甘草一兩

每服五錢。加薑、棗煎。

神聖辟瘟丹 神聖辟瘟丹，留傳在世間，正元焚一炷，四季保平安。

此歌出聶久吾《彙函》。

羌活　獨活　白芷　香附　大黄　甘松　山柰　赤箭　雄黄各等分　蒼朮倍用

右爲末，麵餬爲丸彈子大，黄丹爲衣，曬乾，正月初一清晨，焚一炷辟瘟。

婦人科方

四物湯　統治婦人百病。

當歸身　熟地　白芍酒炒，各三錢　川芎一錢五分

水三杯，煎八分服。加製香附二錢，研碎，炙草一錢。加減詳《三字經》。

歸脾湯方見虚癆

逍遥散景岳　治婦人思鬱過度，致傷心脾衝任之源，血氣日枯，漸至經

脈不調者。

當歸三錢　芍藥一錢五分　熟地五錢　棗仁二錢，炒　茯神一錢五分　遠志五分

陳皮八分　炙草一錢

水三杯，煎八分服。氣虛加人參，經滯痛加香附。按：方雖庸陋，能滋陽明之燥，故從俗附錄之。地黃生用佳。

當歸散《金匱》　瘦而有火，胎不安者，宜此。

當歸　黃芩　芍藥　芎藭各一斤　白朮半斤

共研末，酒服方寸匕。今用一錢，日再服。妊娠常服即易產，胎無疾苦。

產後百病悉主之。

白朮散《金匱》　肥白有寒，胎不安者，此能養胎。

白朮　川芎　川椒　牡蠣

爲末，酒服一錢匕，今用一錢，日三服，夜一服。但苦痛加芍藥，心下毒痛加川芎，心煩吐痛不食加細辛、半夏服之，後更以醋漿服之。復不解者，小麥汁服之。已後渴者，大麥汁服之。病雖愈，服勿置。

保生無憂散 婦人臨產，先服一二劑，自然易生。或遇橫生倒產，連日不生，服二三劑，神效。

當歸一錢五分，酒洗 川貝母一錢 黃芪八分，生用 艾葉七分 酒芍一錢二分，冬日一錢 菟絲子一錢四分 厚朴薑汁炒，七分 荆芥穗八分 枳殼麩炒，六分 川芎一錢二分 羌活甘草各五分

加生薑三片，水二杯，煎八分，空心服。

此方全用撐法。當歸、川芎、白芍養血活血者也，厚朴去瘀血者也，用之撐開血脈，俾惡露不致填塞。羌活、荆芥疏通太陽。將背後一撐，太

陽經脈最長，太陽治則諸經皆治。枳殼疏理結氣，將面前一撐，俾胎氣斂抑而無阻滯之虞。艾葉溫暖子宮，撐動子宮則胞胎靈動。貝母、菟絲最能滑胎順氣，將胎氣全體一撐，大具天然活潑之趣矣。加黃芪者，所以撐扶元氣，元氣旺，則轉動有力也。生薑通神明，去穢惡，散寒止嘔，所以撐扶正氣而安胃氣。甘草協和諸藥，俾其左宜右有，而全其撐法之神也。此方人多不得其解，程鍾齡註獨超，故全錄之。

加味歸芎湯

川芎三錢　當歸身五錢　龜板三錢，生研　婦人生過男女頂門髮燒如雞子大。

水三杯，煎八分服。如人行五里即生。

當歸補血湯

當歸三錢　炙芪一兩

水煎服。加附子三錢，神效。或加桂一錢。

失笑散方見心腹痛

生化湯

當歸五錢　川芎二錢　乾薑五分，炮　桃仁一錢五分，去皮尖　甘草一錢，炙

水二杯，煎八分服。産後風，口噤、角弓反張者，宜加荊芥穗三錢。又方，中風口噤，用華佗愈風散，即荊芥穗一味焙爲末，勿焦黑，以童便和酒送下，口噤藥不下者，用一兩零，再以童便煎好，從鼻孔灌下。

當歸生薑羊肉湯方見心腹痛

竹葉湯《金匱》　治産後中風，病痙發熱，面正赤，喘而頭痛。

鮮竹葉四十九片　葛根三錢　防風一錢　桔梗　桂枝　人參　附子炮　甘草各一錢　大棗五枚　生薑五錢

水三杯，煎八分，溫服，溫覆使汗出，日夜作三服。頭項強加附子五分，煎藥揚去沫，嘔者加半夏二錢。

愚按：自汗者，去葛根加瓜蔞根三錢，附子五分，產後痙證，十中只可救一，除此方外，無一善方。

甘麥大棗湯

甘草三錢　小麥一兩六錢　大棗十枚

水三杯，煎一杯服，日作三服。

《金匱》方只錄五首。餘見拙著《金匱淺說》《金匱讀》內，二書即欲梓行，集隘不能盡登。

小兒科方

小兒無專方，以上諸方，折爲小劑用之，今兒科開口即曰食、曰驚、曰風、曰疳，所用之藥，大抵以鉤藤、秦艽、防風、羌活、獨活、天麻、前胡、全蠍、僵蠶爲祛風之品，朱砂、牛黄、膽星、石菖蒲、天竺黄、代赭石、青黛、赤芍、金銀煎湯爲定驚之品。以山楂、神麯、麥芽、穀芽、萊菔子、枳殼、厚朴、檳榔、草果爲消食之品；以蕪荑、榧子、使君子、螟蛉土、五穀蟲爲治疳之品。如杏仁、葶藶、酒芩、桑白皮、半夏麯、蘇陳皮、貝母、天花粉之類，謂爲通用調氣化痰之善藥。父傳子，師傳徒，其專方皆殺人之具也。錢仲陽以金石之藥爲倡，猶有一二方近道處，至《鐵鏡》采薇湯則亂道甚矣。近日兒科，只用以上所列諸藥，任意寫來，造孽無已，實堪痛恨。

醫學三字經附錄

陰陽

識一字便可爲醫說

客有問於余曰：醫之爲道，乃古聖人泄天地之秘，奪造化之權，起死回生，非讀破萬卷書，參透事事物物之理者不能。今非通儒而業此，亦能療人病獲盛名，何也？余曰：天地間有理有數，理可勝數，則有學問之醫，遠近崇之，遂得以盡其活人之道。然仲景爲醫中之聖，尚未見許於當時，觀《傷寒論》之序文可見，猶宣聖以素王老其身，天之意在萬世，不在一時也。仲景之後，名賢輩出，類皆不得志於時，閉門著書，以爲傳道之計。

而喻嘉言、柯韻伯二先生書，尤感憤而爲不平之鳴，此理數之可言而不可言者矣。今之業醫者，無論不足爲通儒，而求其識一字者，則爲良醫矣。無論其識多字也，只求其識一字者，亦可以爲良醫矣。客曰：此何字也，得毋所謂丁字乎？余曰：亦其類耳，不必他求，即「人」字是也。人乃陰精陽氣合而成之者也，左爲陽，左邊一「丿」，陽之位也；右爲陰，右邊一「乀」，陰之位也。作書者，遇「丿」處自然輕手揮之，陽主乎氣，輕清之象也；遇「乀」處自然重手頓之，陰主乎精，重濁之象也。兩畫不相離，陰陽互根之道也。兩畫各自位置，陰陽對待之道也。「丿」在左者不可使之右，「乀」在右者不可使之左，陰陽不離之道也。在「丿」由重而輕，萬物生於水，即男女媾精，萬物化生之義，由陰而陽也。右「乀」由輕而重，形生於氣，即大哉乾元，乃統天，至哉坤元，乃順承天之義，陽統乎陰也。二者合之則成人，合之之義，醫書謂之曰抱，《周易》名之曰交，交則爲泰矣。試以形景淺言之，人之鼻下口上水溝穴，一名人中，取人身居乎天地中之義也。天氣通於鼻，地氣通於口。天食人以五氣，鼻受之；地食人以五味，口受之。穴居其中，故曰人中。自人中而上，目、鼻、耳皆兩竅偶畫。自人中而下，口與二便皆單竅奇畫。上三畫偶而爲陰，下三畫奇而爲陽，取天地之義，合成泰卦也。形景主外，猶必合陰陽之象而成人，况人之所以生之理乎，人之爲義大矣哉！子若遇醫者，問此一字，恐高車駟馬，詡詡以名醫自負者，亦一字不識也。客聞予言，亦大笑而去。

藏府

十二官

《靈蘭秘典論》云：心者，君主之官也，神明出焉。肺者，相傅之官，治節出焉。肝者，將軍之官，謀慮出焉。膽者，中正之官，決斷出焉。膻中者，臣使之官，喜樂出焉。脾胃者，倉廪之官，五味出焉。大腸者，傳道之官，變化出焉。小腸者，受盛之官，化物出焉。腎者，作強之官，伎巧出焉。三焦者，決瀆之官，水道出焉。膀胱者，州都之官，津液藏焉，氣化則能出矣。按：此以脾胃合爲一官，恐錯簡耳。《刺法補遺篇》云：脾者，諫議之官，知周出焉；胃者，倉廪之官，五味出焉。採此補入，方足十二官之數。

心說

心，火藏，身之主，神明之舍也。《小篆》嘗言，「心」字篆文衹是一倒「火」字耳。蓋心，火也，不欲炎上，故顛倒之，以見調燮之妙也。祝無功曰：庖氏一畫，直豎之則爲「丨」、左右倚之則爲「丿」爲「乀」，縮之則爲「丶」，曲之則「乚」、「乚」、「丶」圓而神，「一」、「丨」、「丿」、「乀」方以直，世間字變化浩繁，未有能外「一」、「丨」、「丿」、「乀」結構之者。獨「心」字欲動欲流，圓妙不居，出之乎「一」、「丨」、「丿」、「乀」之外，更索一字與作對不得。正以「心」者，「新」也。神明之官，變化而日新也。心主血脈，血脈日新，新新不停，則爲平人，否則疾矣。其合脈也，其榮色也，開竅於舌。

肝說

肝，木藏，魂所藏也。肝者，幹也，以其體狀有枝幹也。又位於東方，而主生氣。時醫昧其理，反云肝無補法，宜涼、宜伐，只泥木剋土之一說，而不知後天八卦配河圖之象。三八爲木，居東，即後天震巽之位，巽上坤下則爲觀，《易》曰：觀天之神道，而四時不忒，上坤下震則爲復。《易》曰：復，其見天地之心乎，爲義大矣哉。其合筋也，其榮爪也，開竅於目。

脾說

脾爲土藏，藏意與智，居心肺之下，故從卑。又脾者，裨也，裨助胃氣以化穀也。經云納穀者昌，其在此乎。其合肉也，其榮唇也，開竅於口。

肺說

肺，金藏，魄所藏也。肺者，沛也，中有二十四孔，分布清濁之氣，以行於諸藏，使沛然莫禦也。《內經》曰：肺惡寒。又曰：形寒飲冷則傷肺。勿只守火剋金之一說也。其合皮也，其榮毛也，開竅於鼻。

腎說

腎，水藏，藏精與志，華元化謂爲性命之根也。又腎者，任也，主骨，而任週身之事，故強弱係之。《甲乙經》曰：腎者，引也，能引氣通於骨髓。《巵言》曰：腎者，神也，妙萬物而言也。其合骨也，其榮髮也，開竅於二陰。

胃說

胃，屬土，脾之府也，爲倉廩之官，五穀之府，故從田。田乃五穀所出，以爲五穀之市也。又胃者，衛也，水穀入胃，游溢精氣，上出於肺，暢達四肢，布護週身，足以衛外而爲固也。

膽說

字從詹，不從旦，膽音檀，乃口脂澤也，與膽不同，今從膽者，乃傳襲之訛也。

膽，屬木，肝之府也，爲中正之官，中清之府，十一經皆取決於膽。人之勇怯邪正，於此詹之，故字從詹。又，膽者，擔也，有膽量方足以擔天下之事。肝主仁，仁者不忍，故以膽斷。膽附於肝之短葉間，仁者必有勇也。

大腸小腸說

大腸，傳道之官，變化出焉，屬金，爲肺之府。小腸，受盛之官，化物出焉，屬火，爲心之府。人納水穀，脾氣化而上升，腸則化而下降。蓋以腸者，暢也，所以暢達胃中之氣也，腸通暢則爲平人，否則病矣。

三焦說

三焦者，上、中、下三焦之氣也。焦者，熱也，滿腔中熱氣布護，能通調水道也。爲心包絡之府，屬火。上焦不治，則水泛高原；中焦不治，則水留中脘；下焦不治，則水亂二便。三焦氣治，則脈絡通而水道利，故曰決瀆之官。

手心主説

即心包絡。

心乃五藏六府之大主，其包絡爲君主之外衛，相火代君主而行事也，所以亦有主名，何以繫之以手？蓋以手厥陰之脈，出屬心包，手三陽之脈，散絡心包，是手與心主合，故心包絡稱手心主。五藏加此一藏，實六藏也。

膀胱説

膀胱，屬水，爲腎之府。經曰：膀胱者，州都之官，津液藏焉，氣化則能出矣。言其能得氣化，而津液外出，滋潤於皮毛也。若水道之專司，則在三焦之府。故經云：三焦決瀆之官，水道出焉。言其熱氣布護，使水道下出而爲溺也。《内經》兩出字，一爲外出，一爲下出，千古罕明其旨，茲特辨之。又膀者，旁也，胱者，光也。言氣海之元氣足，則津液旁達不窮，而肌腠皮毛皆因以光滑也。

命門說

越人指右腎爲命門，諸家非之。余考《內經》太陽根於至陰，結於命門。命門者，目也。《靈樞結根篇》《衛氣篇》《素問陰陽離合論》，三說俱同。後讀《黃庭經》云：上有黃庭，下有關元。後有幽門，前命門。方悟其處。凡人受生之初，先天精氣聚於臍下，當關元、氣海之間，其在女者，可以手捫而得，俗名產門。其在男者，於泄精之時，自有關闌知覺，此北門鎖鑰之司，人之至命處也。又考越人七衝門之說謂：飛門，唇也；戶門，齒也；吸門，會厭也；賁門，胃之上口也；幽門，大腸下口也；闌門，小腸下口也；魄門，肛門也，便溺由氣化而出。又增溺竅爲氣門。凡稱之曰門，皆指出入之處而言也。況身形未生之初，父母交會之際，男之施由此門而出，女之受由此門而入。及胎元既足，復由此門而生。故於七門之外，重之曰命門也。若夫督脈十四椎中，有命門之穴，是指外腧而言（如五藏六府腧一理。）非謂命門即在此也。

經絡

經絡歌訣

汪訒庵《本草備要》後附此，宜熟讀之，毋庸再著。

四　診

望　色

春夏秋冬長夏時，青黄赤白黑隨宜。

左肝右肺形呈頰，心額腎頤鼻主脾。

察位須知生者吉，審時若遇尅堪悲。

更於黯澤分新舊，隱隱微黄是愈期。

又有辨舌之法：舌上無胎爲在表，鮮紅爲火，淡白爲寒（主無胎言，非謂胎之淡白也）。若有白胎爲半表半裏，黄胎爲在裏，黑胎病入少陰，多死。胎潤有液爲寒，胎燥無液爲火，舌上無胎如去油腰子爲亡液，不治。

聞　聲

肝怒聲呼心喜笑，脾爲思念發爲歌，
肺金憂慮形爲哭，腎主呻吟恐亦多。
又法：氣衰言微者爲虛，氣盛言厲者爲實，語言首尾不相顧者神昏，
狂言怒罵者實熱，痰聲漉漉者死，久病聞呃爲胃絕。大抵語言聲音以不異
於平時者吉，反者爲凶。

問　症

出《景岳全書》。張心在增潤之。

一問寒熱二問汗，三問頭身四問便，
五問飲食六問胸，七聾八渴俱當辨，
九問舊病十問因，再兼服藥參機變，
婦人尤必問經期，遲速閉崩皆可見，

再添片語告兒科，天花麻疹虔占驗。

切脈

微茫指下最難知，條緒尋來悟治絲。舊訣以浮、芤、滑、實、弦、緊、洪爲七表，以沈、微、遲、緩、濡、伏、弱、澀爲八裏，以長、短、虛、促、結、代、牢、動、細爲九道，李瀕湖、李士材加入數、革、散三脈，共二十七字，實難摸索。必得其頭緒如治絲者，始有條不紊。三部分持成定法，左寸外以候心，內以候膻中。右寸外以候肺，內以候胸中。左關外以候肝，內以候鬲。右關外以候胃，內以候脾。兩尺外以候腎，內以候腹。腹者，大小二腸、膀胱俱在其中。前以候前，後以候後。上竟上者，胸喉中事也。下竟下者，小腹、腰股、膝脛中事也。此照《內經》分配之法。八綱易見是良規。浮主表，沈主裏，二脈於指下輕重辨之，易見也。遲主寒，數主熱，二脈以息之至數分之，易見也。大主邪實，細主正虛，二脈以形之闊窄分之，易見也。長主素盛，短主素弱，二脈以部之長短分之，易見也。以此八脈爲綱。其餘諸脈，辨其兼見可也，置而弗辨亦可也。起四句，總提切脈之大法也。胃資水穀人根本，脈屬肺而肺受氣於胃。土具沖和脈委蛇。不堅直而和緩也，脈得中土之生氣如此，此以察胃氣爲第一要。藏氣全憑生尅驗，審藏氣之生尅爲第二要。如脾病畏弦，木尅土也。肺病畏洪，火尅金也。反是，則與藏氣無害。天時且向逆從窺。推天運之順逆爲第三要。如春氣屬木脈宜弦，夏氣屬火脈宜洪之類。反是，則與天氣不應。陽爲浮數形偏亢，仲景以浮、大、動、滑、數爲陽，凡脈之有力者俱是，陰則沈遲勢更卑。仲景以沈、澀、弱、弦、遲爲陰，凡脈之無力者皆是。此又提出陰陽二字，以起下四句辨脈病之宜忌，爲第四要。外感陰來非吉兆。外感之證，脈宜浮洪，而反細弱，則正不勝邪矣，內虛陽現實堪悲。脫血之後，脈宜靜細，而反洪大，則氣亦外脫矣。諸凡偏勝皆成病，偏陽而洪大，偏陰而細弱，皆病脈也。忽變非常即弗醫。舊訣有雀啄、屋漏、魚翔、蝦游、彈石、解索、釜沸七怪之說，總因陰陽離決，忽現出反常之象。只此數言占必應，《脈經》鋪敘總支離。病之名有萬，而脈象不過數十種，且一病而數十種之脈無不可見，何能診脈而即知爲何病耶？脈書欺人之語，最不可聽。

運氣

張飛疇運氣不足憑說

諺云：不讀五運六氣，檢遍方書何濟。所以稍涉醫理者，動以司運爲務。曷知《天元紀》等篇，本非《素問》原文，王氏取《陰陽大論》補入經中，後世以爲古聖格言，孰敢非之，其實無關於醫道也。況論中明言，時有常位，而氣無必然，猶諄諄詳論者，不過窮究其理而已。縱使勝復有常，而政分南北。四方有高下之殊，四序有非時之化；百步之内，晴雨不同；千里之外，寒暄各異。豈可以一定之法，而測非常之變耶？若熟之以資顧問則可，苟奉爲治病之法，則執一不通矣。

《醫道傳承叢書》跋

（鄧老談中醫）

現在要發揚中醫經典，就要加入到弘揚國學的大洪流中去，就是要順應時代的需要。中華民族的精神，廣泛存在于十三億人民心中，抓住這個去發揚它，必然會得到大家的響應。中醫經典要宣揚，必須有中醫臨床作爲後盾。中醫經典都是古代的語言，兩千多年前的，現在很多人沒有好好地學習《醫古文》，《醫古文》學習不好，就沒法理解中醫的經典。但更重要的是中醫臨床！沒有臨床療效，我們講得再好現在人也聽不進去，更不能讓人接受。

過去的一百年裏，民族虛無主義的影響很大，過去螺絲釘都叫洋釘，國內做不了。可現在我們中國可以載人航天，而且中醫已經應用到了航天事業上，例如北京中醫藥大學王綿之老就立了大功，爲宇航員調理身體，使他們大大減少太空反應，這就是對中醫最好的宣揚。

中醫是個寶，她兩千多年前的理論比二十一世紀還超前很多，可以説是『後現代』。比如我們的治未病理論，西醫就没有啊，那所謂的預防醫學就只是預防針（疫苗）而已，只去考慮那些微生物，去殺病毒，不是以人爲本，是拆補零件的機械的生物醫學。我們是仁心仁術啊！是開發人的『生生之機』的辯證的人的醫學！這個理論就高得多。那醫院裏的 ICU 病房，全封閉的，空調還開得很猛，病人就遭殃了！只知道防病毒、細菌，燒傷的病人就讓你盡量地密封，結果越密封越糟糕，而中醫主張運用的外敷藥幾千年來療效非常好！但自近現代西醫占主導地位後就不被認可。相比而言，中醫很先進，治病因時、因地、因人制宜，這是中醫的優勢，這些是機械唯物論所不能理解的。

治未病是戰略，（對一般人而言）養生重于治病。（對醫生而言）有養生沒有治病也不行。我們治療就是把防線前移，而且前移很多。比西醫而言，免疫學最早是中醫發明的，人痘接種是免疫學的開端。醫學上很多領域都是我們中醫學領先世界而開端的呢！但是，西醫認死了，免疫學就是打預防針！血清治療也有過敏的，並非萬無一失。現在這個流感他們西醫就沒辦法免疫，病毒變異太多太快，沒法免疫！無論病毒怎麽變異，兩千多年來我們中醫都是辨證論治，效果很好。西醫沒辦法就只好抗病毒，所以是對抗醫學，人體當做戰場，病毒消滅了，人本身的正氣也被打得稀巴爛了。所以，中醫學還有很多思想需要發揚光大。這兩年『治未病』的思想被大家知道了，多次在世界大會上宣講。中醫落後嗎？要我說中醫很先進，是走得太快了，遠遠超出了現代人的理解範圍，大家只是看到模糊的背影，因爲是從後面看，現代人追不上中醫的境界，只能是遠遠地看，甚至根本就看不見，所以也沒法理解。現在，有人要把中醫理論西醫化，臨床簡單化，認爲是『中醫現代化』。背離中醫固有的理論，放棄幾千年來老祖宗代代相傳的有效經驗，就取得不了中醫應有的臨床療效，怎麽能說是發展中醫？

中醫的優勢就存在于《神農本草》、《黄帝内經》、《八十一難》、《傷寒卒病論》等中醫經典裏。讀經典就是把古代醫家理論的精華先拿到，學中醫首先要繼承好。例如：《黄帝内經》給我們講陰陽五行、臟腑經絡、人與天地相參等理論，《傷寒論》教我們怎麽辨證、分析病機和處方用藥，溫病學是中醫臨床適應需要、沿着《内經》《傷寒》進一步的發展。中醫臨床的發展促進了理論的不斷豐富，後世中醫要在這個基礎上發展。所以，我有幾句話：四大經典是根，各家學說是本，臨床實踐是生命線，仁心仁術是醫之靈魂。

中醫文獻很重要，幾千年來的中醫經典也不限于四大經典，只是有些今天看不到了。從臨床的角度，後世的各家學說都是中醫經典的自然延續。傷寒派、溫病派……傷寒派一直在發展，不是停留在張仲景時代。歷史上，傷寒派中有『錯簡』的說法，其實是要把自己對醫學的理解塞進去，這也是一種發展。因爲臨床上出現的新問題越來越多，前代注家的理論不能指導臨床，所以要尋找新的理論突破。

中醫發展的關鍵要在臨床實踐中去發展。因爲臨床是醫學的生命線！我們當年曾經遇到急性胰腺炎的患者用大承氣湯就治好了，胃穿孔的病人只用一味白芨粉就拿下。嬰兒破傷風，面如豬肝，孩子母親放下就走了，認爲死定了；我們用燈心草點火，一燋人中，孩子『哇』地哭出來了；孩子一哭，媽媽就回來了，孩子臉色也變過來了；再開中藥，以蟬蛻爲主，加上僵蠶等，就治好了。十三燋火，《幼科鐵鏡》就有，二版教材編在書裏，三版的删掉了。十三燋火，是用燈心草點火燋穴位，百會、印堂、人中、承漿……，民國初年廣東名醫著作簡化爲七個穴位。

還有，解放後五十年代，石家莊爆發的乙腦就是用白虎湯清陽明内熱拿下的。北京發病時，當時考慮濕重，不能簡單重複，蒲輔周加用了化濕藥，治愈率百分之九十以上。過了一年廣東流行，又不一樣了。我參加了兒童醫院會診工作，我的老師劉赤選帶西學中班學員去傳染病醫院會診。當時，廣東地區發的乙腦主要問題是伏濕，廣東那年先多雨潮濕、後來酷熱，患者病機濕遏熱伏。中醫治療關鍵在利濕透表，分消濕熱，濕去熱清，正氣自復。

所以只要舌苔轉厚患者就死不了！這是伏濕由裏達表、胃氣來復之兆。廣東治療利濕透熱，治愈率又在百分之九十以上。我們中醫有很多好東西，現在重視還不夠。

我提倡要大溫課、拜名師。爲什麽要跟名師？名師臨床多年了，幾十年積累的豐富學術與經驗，半年就教給你了，爲什麽不跟？現在要多拜名師，老師們臨床多年了，經驗積累豐富，跟師學習起來就很快。讓中醫大夫們得到傳承，開始讀《内經》，可以先學針灸，學了針灸就可以立即去跟師臨床，老師點撥一下，自己親手取得療效之後就可以樹立强烈的信心，立志學習中醫。中醫思想建立起來、中醫理論鞏固了、中醫基本功紥實了，臨床才會有不斷提高的療效！之後有興趣可以學習些人體解剖等西醫的内容，中西彙通，必要時中西互補。但千萬别搞所謂的『中西結合』，中醫没水平，西醫半吊子，那就錯了。在人類文明幾千年發展過程中，中醫、西醫是互爲獨立的兩個體系，都在爲人類健康長壽服務。我不反對西醫，但中醫更人性化，『以人爲本』。現在也有好多西醫來學習中醫，把中醫運用到臨床，取得了很好的療效。我們年輕中醫值得深思啊！

大溫課就是要讀經典、背經典、反復體會經典，聯繫實踐，活學活用。我們這一代是通過學校教育、拜師、家傳、自學學成的中醫。新一代院校培養出來的年輕人要學好中醫，我很早就提出過：拜名師，讀經典，多臨證。臨證是核心，經典是不會說話的老師，拜師是捷徑。在沒有遇到合適的老師可拜時，經典是最好的老師！即使遇到合適的老師，經典也不可不讀，《論語》上說『溫故而知新』嘛！

在廣東我們已經很好地開展大溫課、拜名師活動。當年能夠戰勝非典，就是因爲通過我提倡的這種方式的學習，教育、培養出來了一批過硬的中醫大夫。現在，應該讓全中國、全世界了解中醫學的仁心仁術，使中醫學更好地爲人類健康長壽服務。希望年輕的中醫們沿著這個行之有效的方法加倍努力啊！

鄧鐵濤

邱浩、王心遠、張勇根據鄧鐵濤老中醫二〇〇八年八月十日講話整理，經鄧老本人審閲。